裂肌脊椎保健運動

遠離深沉而不斷復發的痠痛 ─ 腰痠背痛原來是沒訓練多裂肌的後果！─

iSEM 國際多裂肌脊椎運動創辦人

楊琦琳——著

PART 1　簡易自我檢測

PART 2　日常環境對脊椎的影響

PART 3　脊柱動作組成

PART 4　脊椎運動比較與健康效益

PART 5　多裂肌運動教學

PART 6　多裂肌運動前後的注意事項

PART 7　運動指導籤

遠離痠痛的日常

　　從事護理臨床工作多年，在醫院看著老人、孕產婦、兒童、成人甚至是工作人員穿梭不停，望著眼前脊椎的骨架，思考著脊柱側彎、駝背、高低肩、鐵衣護腰等問題，有真正普及於兒童到銀髮族的精準體操，甚至更深入到脊椎內的肌肉訓練嗎？

　　大健康（註）事業近二十多年後，秉持著自身的醫護背景，又於 2009 年完成體育學院研究所學位，十多年來一直執著與研發脊椎深層多裂肌（Multifidus muscle）的肌群原創動作「多裂肌運動」。我的堅持是：「希望民眾了解醫學治療，也落實在日常的脊柱運動，從兒童到銀髮族都能更安心、更正確地鍛鍊脊柱間的小肌群。」

　　琦琳過去是標準的護理人員，曾任職於松山醫院加護病房，並在台北榮總臨床護理師服務過，如今我掏出的名片，上頭印著「iSEM 國際多裂肌脊椎運動創辦人」，這是我多年來一直秉持的理念，如何將 iSEM（International Spine Exercise for Multifidus muscle）多裂肌脊椎運動標準化與安全化，帶給消費者脊動品牌，讓民眾增加多裂肌肌群運動的肌力與肌耐力、強化肌肉肌纖維長度和韌性、減少脊骨堆疊壓迫神經產生疼痛，進而達到促進健康的脊椎保健方法。專精於各種體況和族群研發多裂肌肌群脊椎運動，就是希望帶給民眾安心、安全與客製化的體況管理。

　　多裂肌運動正式推廣之前，我已在實際教學領域耕耘 15 年。2003 年幫自己病房值班的護理同事解決肩頸痠痛和下背痛，開啟了研究職場工作與脊椎姿勢造成的肌力不平衡，進而研發骨架與肌力的對稱性運動。從中探索太極導引創辦人熊衛、皮拉提斯、體適能等各領域運動核心價值。2007 年為讓自己的運動背景更為鮮明，報考台北市立體育學

註：「大健康」關注於一個人在食衣住行與生老病死過程中，各種可能影響健康的危險因素，並提倡自我健康管理。大健康範圍不僅只一般認定與健康相關的「醫療」，是涉及各類健康相關資訊、產品和服務；而大健康產業包括醫療產品、保健用品、營養食品、醫療器械、保健器具、休閒健身、健康管理、健康諮詢等多個與人類健康緊密相關的生產和服務領域。

院休閒運動管理研究所，畢業後更一頭栽入脊椎的保健世界，2016 年陸續以多裂肌運動為主題，在學術發表脊椎體況管理運動、職場傷害脊椎滑脫與脊椎體況管理運動等數篇論文發表。

人的脊椎從母體受孕起就發展出來，隨著幼兒站立起那一刻，脊椎便承受地心引力下拉與體重重力下壓之受力。2011 年在數家雙北市月子中心擔任體況管理與脊椎保健講師，解決從孕期到產後的脊柱嚴重變形，腰部肌群失衡產生的各種疼痛。

2014 年有感於教育應從小做起，便陸續舉辦近三十場兒童脊椎運動「小教練」課程，針對 5 歲到 12 歲近八百位兒童推廣脊柱動作觀察，並教育將脊椎運動落實在居家和親子運動上，更與 TutorABC 舉辦線上兒童脊動專題講座。

2015 年從腦性麻痺的個案研發多裂肌脊椎與關節的力學運動，也在民視、東森、蘋果日報等媒體推廣脊椎體況管理；同時，為了讓消費者更容易在日常做脊椎對稱性運動，設計出「脊椎運動墊」並申請專利上市。

2016 年與財團法人脊椎損傷潛能發展中心合作，訓練不同程度癱瘓的多裂肌運動，全程教學建置平台，追蹤記錄脊椎癱瘓學習者的多裂肌運動授課過程。而後讓有脊柱側彎、僵直性脊椎炎、心血管疾病、下肢關節問題及腰椎開刀術後的學員一一鍛鍊，完成台灣原創運動從兒童到銀髮、從癱瘓到腦麻、從孕期到產後、從職場到日常家庭的推廣實績。

多年來研發脊椎骨間最小肌肉肌群彈性與肌纖維長度，活化人體中樞神經接收感知和周邊神經整合訊息的循環。結合人體系統的「生理解剖學」與「運動力學」，綜合體況體適能之課程，為平衡脊椎姿勢體態、背腹肌群均衡運動、細胞修復自癒調理、臟器調息穩定精神、內臟深層拉提導引等，教育民眾健康理念所需的運動技巧。

　　多裂肌是沿著脊椎最深層的肌肉，連結著從頸椎到尾椎每一個椎骨的肌肉群，這些小肌肉是穩定脊椎最重要的鋼索，兒童的多裂肌約0.5公分，成人則約2公分。琦琳致力於從神經學路徑與脊椎骨空間，訓練應有的深層肌肉力量和柔軟度，支撐全身中央體線的位置；並透過脊椎中央線與身體力學指導，讓脊椎各關節與下肢關節能巧力搭配；利用雙手的槓桿平衡原理，讓脊椎省力、保持平衡。

　　透過多裂肌群肌耐力與肌力訓練，能強化力量、活絡脊椎各關節間微血管，活化神經傳遞。每次看到學員們從脊椎和體態有狀況，進步到能運用多裂肌肌群彈性和柔軟度平衡律動，就覺得非常值得。

　　從台灣出發，做出大健康底蘊的幼兒開始推廣脊椎運動，深耕到日常生活，琦琳透過「自力」學習將摯愛的運動與醫學、解剖學、運動力學專業結合，往多裂肌運動領域深化發展。並專注於如何鍛鍊支撐脊椎骨之間縫隙、改善姿勢不良與中樞神經壓迫產生的不適。讓我們從脊背間最重要、擔任鋼索功能的多裂肌運動開始，遠離日常環境造成的不適、增進活力生活。

楊琦琳

iSEM 國際多裂肌脊椎運動創辦人

楊琦琳經歷

學術發表：

- 台北科技大學長照職場與居家安全照護健康國際研討會—「國際脊椎體況管理長照商機應用」主講
- 台灣居服聯盟 2016 亞太長期照護發展策略國際研討會—「職業傷害下背痛預防 - 脊椎體況管理運動」教學
- 世界脊柱健康聯盟大會 2016 名師高峰論壇—獲頒世界名師獎
- 中華安全行動照護協會 2016-No-Lift Policy 長照人力、品質新契機論壇—大會主持人
- 中華安全行動照護協會 2017-No-Lift Policy 友善長照安全照護國際研討會—大會主持人
- 經國管理暨健康學院 2017 健康管理與芳香照護實務研討會—「芳香照護與脊椎體況管理照護 - 多裂肌運動」主講
- 亞洲保險業年度大會第十三屆亞洲華人與理財研討會—「職業健康養生 - 脊椎體況管理運動」教學
- 師大 USR 與健康平臺專業師資團隊
- 世界脊柱健康聯盟大會台灣總會 2018 名師高峰論壇 - 獲頒國際名師獎

論文發表：

- 《多裂肌與脊椎體況管理運動》，世界脊柱健康聯盟大會
- 《脊椎體況管理運動與背部深層多裂肌應用》，台灣整合照護學會
- 《職業傷害脊椎滑脫預防與脊椎體況管理運動應用》，台灣健康促進暨衛生教育學會

高齡化趨勢下的全民體況運動

　　作者琦琳從事護理臨床工作多年，從醫學中心照護到地區運動教學的推動，落實在銀髮、孕產婦、兒童、職業傷害預防；著眼於脊椎的骨架、脊柱側彎、駝背、高低肩、拄柺杖及鐵衣護腰等健康議題，而在現今社會，任何人都可能面臨這類問題。琦琳從事健康事業近二十多年，又在其間完成台北體育學院研究所學位，開發脊椎深層多裂肌的肌群動作，設法增加脊柱肌力和肌耐力訓練，改善日常痠痛的姿勢問題。

　　全世界共同面臨「老化」的挑戰，讓各國政府積極推動長照服務，目的在落實「社區老化」、「在地老化」的長照政策。根據聯合國推估現有 6 億的老年人口，未來二十年左右，全球 65 歲以上老年人口總數將倍增至 11 億人，占總人口比重攀升到 13%。老化已是世界趨勢，未來 11 億銀髮族也將改變大健康發展的照護版圖。

　　研究指出，老年人的跌倒每 10 次就有 1 次會造成嚴重傷害，有些老人會因為害怕再次跌倒而限制自我活動，使得身體功能越來越差，也間接讓家人的照護負擔增加。而在職場第一線照顧的護理人員、照服員、社工為了服務好長者，職業安全健康問題層出不窮，其中職業傷害多為肌肉骨骼、身心壓力等狀況。

　　本人也在台灣「老人長照」服務領域投入多年，深知銀髮族長期照護及健康促進已成為高齡社會面對的重要挑戰。作者觀察甚微，將醫護專業（解剖學等）結合多裂肌肌群脊椎運動研發，讓社會大眾認識多裂肌肌群：從兒童 0.5 公分到成人 2 公分長度，多裂肌是沿著脊椎最深層的肌肉，也是穩定脊椎最重要的鋼索。

　　多裂肌運動能訓練到日常應有的深層肌肉力量和柔軟度，支撐全身中央體線的位置；而針對不同年齡層、不同狀況，琦琳以安心、安全的人體工學來設計客製化的體況運動。

　　琦琳近年陸續以多裂肌運動為主題在學術發表，並在多場學術交流擔任主講人，傳遞脊柱健康的「自主」學習理念，運用在民眾日常生

活，以增進活力生活。也寄望琦琳的多裂肌運動推廣，能讓部分身體狀況仍有問題的朋友盡快復能，使有職業病痛的朋友們，以及銀髮族爺爺奶奶也能正常活動，盡情享受人生。

恆安照護集團行政副院長

前台北市衛生局副局長

跨領域學習的典型案例

　　在推動跨領域學習的過程中，我常常會把琦琳當成一個典型的例子來說明。她在從事多年的護理師工作之後，報考台北體育學院的休閒運動管理研究所修讀碩士學位，他比班上的同學進度都快，碩士班第一年就在研討會上發表了 3 篇不同的論文，顯然她很知道自己的生活目標要完成什麼。畢業後更結合太極導引和皮拉提斯自創塑身方法，到許多企業及學校推廣。

　　最近有感於國人各種體況容易發生肩頸痠痛、下背痛等脊椎問題，更研發「多裂肌脊椎運動」和專用的「脊椎運動墊」，同時把相關理論和運動的實作方法寫成此書，以便嘉惠更多人。

　　多裂肌運動是一種脊椎運動，也就是藉由脊柱間的小肌肉活動，從日常生活體態運動開始訓練肌力與肌耐力，以養成健康正確的工作及休閒姿勢。這些正確的運動可以強化心肺系統、維持肢體平衡、增加腸胃蠕動、提升免疫力和睡眠品質，降低老化速率等等。

　　藉由基礎醫學、解剖學和運動力學的結合，琦琳在本書中示範了如何藉由簡單的運動改善不良姿勢，增進生活品質。藉此為序恭喜她！

黃月桂

弘光科技大學校長
曾任台北體育學院副校長

喚醒肌肉最深層的覺知
做自己健康的主人

　　我國自民國八零年代起走向高齡化社會以來，65 歲以上老人所占比率持續攀升，107 年 3 月底，我國戶籍登記 65 歲以上老年人口共計 331 萬人，占總人口 14.1％，正式邁入「高齡社會」。高齡者因身體機能退化、抵抗力降低，以及慢性疾病的困擾，造成日常生活無法自理，甚至達到失能狀態，需要醫療照護，造成晚年生活品質欠佳。因此，如何維持年長者的健康狀況，提升其生活品質及過有尊嚴的生活，即成為高齡社會應特別關注的重要議題。

　　近年台師大積極探究高齡長者需求，建立與社區的合作機制，盼望能夠促進社區高齡長者長期健康服務，為自己的身心健康把關。

　　正因為推展高齡者運動的機緣認識琦琳老師，得知她有護理臨床工作背景，也利用工作之餘從事運動教學十餘年。琦琳老師在照護職場第一線接觸到民眾，觀察脊柱不正延伸的下背痛和骨架體態問題，鑽研脊骨間的多裂肌肌群，更指導過脊柱側彎、駝背、高低肩、癱瘓傷友及腦性麻痺等學員，將醫護專業結合多裂肌肌群脊椎運動力學研發動作，讓脊柱運動成為安全又標準化的運動選項之一。

　　政府推動高齡健康政策，需要身心靈多元社區悠活課程，其中多裂肌脊椎運動依據脊柱安全角度，以及慢性病體循環設計的肌力和平衡運動，正好提供社區高齡長者多元的選擇。欣聞琦琳老師出版多裂肌脊椎運動專書，本人除肯定其成果外，並樂為之序。

張少熙

國立台灣師範大學學務長

言傳身教
為台灣調理保健專業增色

　　楊老師擁有護理專業背景，過去在臨床上見到病患的痛苦，一定能感同身受。欣聞楊老師出版多裂肌運動專書，心中為從事大健康照護或傳統整復調理的夥伴們感到高興，因為可讓大家在脊椎運動中找到一種標準化的安全運動方法。

　　回想初次見到楊老師時，從她相當標準的身體姿態上，就完全能感受到她的專業；因為許多專業人士教導病患時，常忽略自己的身教，而我當時對楊老師「言傳身教」的專業態度打從心裡肯定。當老師談到出版專業書籍規畫時，更佩服她對健康衛教的積極態度，因此在楊老師盛邀下寫推薦序，自然一口答應。

　　聆聽楊老師細說書中內容，對其在專業知識的研究與實際操練過程感到敬佩。楊老師教學對象包含職場保健預防、孕產婦、銀髮族、脊椎損傷傷友、兒童脊椎體適能等領域，這本書對於從事相關工作的專業人士必定有助益，對一般民眾更是有用；因此，希望能推薦給大家參考這樣的專業書籍。

　　我的專長在復健，民國 99 年在仁德醫專首創調理保健技術科，這也是台灣第一所成立調理保健技術科系的大專院校，成立目的是希望推動台灣傳統整復專業的高等教育，培育中西醫結合的調理保健技術專業人才。

　　終於，政府近年將推動屬於傳統整復專業的證照考試，這對於調理保健專業的發展是個重要里程碑。在此時刻，適逢楊老師的多裂肌運動專書出版，真是對此專業發展增添色彩！

仁德醫專調理保健技術科主任
勞動部傳統推拿整復職類規範製訂委員
上海交通大學客座教授／大陸國家體育總局海外引智專家

理直 氣就壯！

古人說：「理直，氣壯！」道理、道路直了，氣就通、勢就強！靜態跟人談事時，侃侃而談，據理力爭；動態昂首闊步時，背脊挺拔、精神煥發，氣勢恢宏，雖千萬人，吾往矣！

人的脊柱由二、三十節脊椎骨及上下之間脊椎盤、前後左右許多聯結兩脊椎骨的短肌肉（即多裂肌），以及眾多跨越兩個脊椎骨以上的各種長肌、韌帶所組成。它們負責維持正常健康的姿態、靈活完成各種日常的動作、保護內臟及支配內臟的神經傳導，任勞任怨，讓我們遠離痠、麻、痛、坐立不安、不良於行，更保障內臟器官的正常運作，這卻是我們平日容易疏忽、缺乏保養照顧的系統！

擔任心臟內科醫師二十餘年，我都會提醒病人要規律運動、多做全身都動到的「等張運動」（註）。自 1997 年開始學習中醫、自然醫學、功能醫學、生物能信息醫學等理論及方法，逐漸瞭解手指的運動會經由心經、心包經幫助心血循環；背部運動會影響中醫的膀胱經、督脈；整脊療法認為第 2 至第 4 胸椎用手法或運動調整能影響心臟、第 6 節胸椎與胃有關、第 9 節胸椎不正可能容易過敏。正確的運動、椎脊的運動，能調身、調息、調心，對我們身心的健康大有幫助！

楊琦琳理事長以護理專業及健康服務的熱忱，多年來全力從事脊椎健康與運動的學習研究，現在將其心得及方法有系統地介紹給大眾，值得人手一本，增進自己、家人及眾人的身心健康！

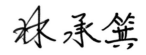

中華整合醫學與健康促進協會理事長／完全優整合醫學診所院長
前三軍總醫院醫務長兼代國防部醫學院醫學系主任

註：「等張收縮」是肌肉在抵抗一定阻力時長度發生變化，但產生的張力不變；等張運動則是在這個狀態下的運動，例如伏地挺身、舉啞鈴等，能發展肌肉力量，且隨著重量增加而提高力量。

守護核心肌群的重要成員

　　多裂肌是一組大眾很陌生但非常重要的背部肌群。多裂肌主要功能是伸展及穩固脊椎位於脊椎的深層，分部從頸椎至薦椎，幾乎縱貫整條脊椎。而在腰部位置變得異常厚實，也是大眾所熟知的「核心肌群」重要成員。脊椎包覆著脊髓，而脊神經從脊椎骨間發出形成周邊神經，包含運動、感覺及自律神經功能，支配著動作、感覺及生理機能。當脊椎骨、附近軟組織（肌肉、肌腱與韌帶）或神經根受到傷害，對全身的健康都會產生重大影響。

　　多裂肌的功能既然是維持脊椎穩固與伸展，所以脊椎的健康與多裂肌的功能會彼此影響，互為因果。脊椎受傷或背痛會降低多裂肌的力量與收縮功能，造成脊椎無法穩固，更進一步引起脊椎構造退化與損傷，影響更多背部肌群與神經功能，進而影響人體的活動、知覺疼痛與生理功能。一般人因為缺乏多裂肌的訓練和老化因素，背痛患者的多裂肌總是萎縮且被脂肪組織所取代，失去應有的收縮能力。因此，檢測與訓練多裂肌的功能，儼然成為一門新興而重要的學問。

　　楊琦琳老師是我多年的工作夥伴，除了本身擁有專業護理背景，這些年積極投身於減重與脊椎健康工作，向大眾推廣實用的健康知識，令我非常佩服。

　　鑑於坊間缺乏多裂肌相關的健康知識，楊老師撰寫了這本由淺入深關於脊椎構造、脊椎相關生理功能、常見脊椎疾病、多裂肌與脊椎功能檢測，以及多裂肌訓練的專業書籍，希望能幫助受到背痛及骨關節疾病長期困擾的廣大群眾。

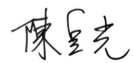

國泰健康管理公司預防醫學部部長／台南國泰功醫診所院長
台大預防醫學研究所公共衛生學博士／家庭醫學科專科醫師

生理解剖學與運動力學的專業結合

　　楊琦琳老師具備醫護專業背景，又完成台北市立體育學院研究所碩士學位，十多年來投入研發脊椎深層多裂肌肌群的原創動作「多裂肌運動」，針對職場工作與脊椎姿勢造成的肌力不平衡，研發骨架與肌力的對稱性運動，並從中探索太極導引創辦人熊衛、皮拉提斯、體適能等各領域運動的核心價值。近年更陸續以多裂肌運動為主題，發表脊椎體況管理運動、職場傷害脊椎滑脫等數篇論文。

　　楊老師結合人體系統的「生理解剖學」與「運動力學」，研發如何增進脊椎骨間最小肌肉肌群彈性與肌纖維長度，來活化人體中樞神經接收感知和周邊神經整合訊息的循環。這種綜合體況體適能的課程，能平衡脊椎姿勢體態、背腹肌群均衡運動、細胞修復自癒調理、臟器調息穩定精神、內臟深層拉提導引，是培育健康促進所需運動技巧為主的教育訓練。

　　本書與醫學、解剖學、運動力學專業結合，往多裂肌運動領域深化發展。教導讀者透過鍛鍊多裂肌，支撐脊椎骨之間的縫隙，改善姿勢不良與中樞神經壓迫產生的不適。讓無論各年齡層的民眾，都能從脊背間最重要、擔任鋼索功能的多裂肌運動開始，遠離日常環境造成的不適困擾。

　　楊老師整合數十年的教學經驗及學術研究並付梓出版，促進人類健康功德無量，特此為序，祝福大家平安健康快樂！

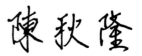

台灣世界脊柱健康聯盟總會長
世界國際健康管理學會理事長

小肌肉立大功

　　人體的脊椎總共由 33 塊椎骨組成，是人體數目最多的骨骼組織，也是人體最重要的組織之一。靠著脊椎，我們可以站立、行走、負重或者做各樣動作，人類之所以比其他動物文明，都是因為我們的脊椎發展得最好。可惜的是，對於這麼重要的組織，大家卻往往輕忽它存在的重要性，甚至過度使用、濫用，直到脊椎受不了，產生了病症，才回過頭來後悔未能珍惜。

　　個人有幸在兩年多前經朋友介紹認識楊老師，才知道原來有專為脊椎設計的運動，那段時間，感謝楊老師每個星期從台北到楊梅，指導我和幾位下半身癱瘓的朋友練習脊椎運動。我們從不知道什麼是脊椎運動，到瞭解多裂肌的功能，每個人從僵硬的脊椎和肌肉，練習到可以控制脊椎的曲線來牽動這些深層小肌肉，幾個月下來，無論身體的柔軟度或是控制身體姿勢的能力都增加不少。

　　很佩服楊老師多年來一直致力於推廣脊椎運動，在去年更進一步成立了「國際脊椎體況管理健康協會」，除了協助一般人因為從事脊椎運動而改善身體的健康狀況，同時也深入各階層教導小孩、老人、障礙者學習這項看似溫和卻能促進健康的運動。

　　這次楊老師排除萬難，將多年的經驗集結成書，相信可以讓更多人因為這本書而遠離疼痛，重新擁有健康的身體。感謝楊老師為大家健康所付出的努力，願這本書成為許多人的祝福！

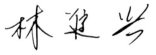

財團法人脊髓損傷潛能發展中心董事長

不一樣的自我健康照護模式

　　與作者楊琦琳老師在大健康領域各自有不同的事業推展，從國際到兩岸，甚至南向的健康市場觀察，如何進行人才流、資訊流、商品流、知識流的整合，是大健康資源及業務整合平台的重要統籌。

　　隨著老年化人口增加，以及對疾病預防的觀念開始普及，許多醫療之外的健康產業應運而生，業界對脊椎保健如何落實到民眾居家照護，一直尋求突破的模式。琦琳致力於研發脊椎深層多裂肌肌群的肌力和肌耐力的原創動作設計，創辦「多裂肌運動」，影響族群含括兒童、孕產、銀髮到職業傷害預防等體況，同時讓民眾認識不一樣的自我健康照護模式，能從個人到全家都照顧到。

　　脊椎運動指導師的需求日趨迫切，其專業是必須懂得將體態、體型、體能、體重與生活習慣相連結，綜合體況達到平衡脊椎姿勢、背腹肌群均衡運動、臟器調息穩定精神等目標，並傳遞正確保健概念和健康知識給民眾。琦琳以多裂肌運動結合人體「生理解剖學」與「運動力學」系統，近年來在國際獲得名師殊榮，更提出數篇以多裂肌運動為關鍵字的學術論文。

　　本書透過琦琳對大健康市場服務模式的發展認知，讓民眾在居家就能鍛鍊支撐脊椎骨之間肌力，改善姿勢不良與神經壓迫產生的不適，遠離痠痛。不但促進健康，也創造第二技職的人才培育，薪傳萬里，特此為序，祝讀者們健康順心！

CHMO 國際健康暨企業管理認證組織全球副主席
福益康國際管理顧問有限公司執行董事
曾任國軍台中總醫院中清分院 院長

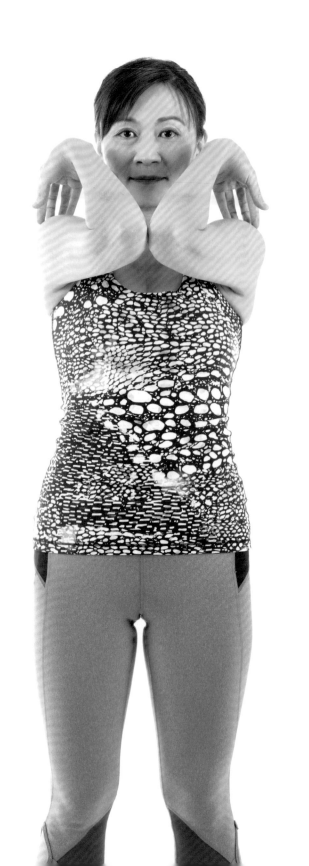

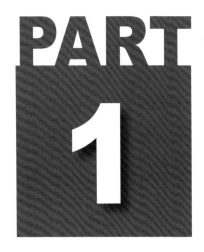

PART 1

簡易自我檢測

做任何運動前,最重要的是了解自己的底線,並試圖一步步衝破底線;和緩的多裂肌運動也適用於同樣道理。本章9種運動前自我檢測方法,將理性化檢測融合簡易的動作,讓您1秒就知道自己的關節有沒有出問題。另外貼心統整各種體況案例、運動前注意事項,讓人安心、放心地體驗運動樂趣!

PART ❶

生活中常見的脊椎問題

您是否有過類似經驗：自己小時候或是看到自家小朋友駝背，家長的掌風冷不防用力拍在背上，接著念道「不准駝背，姿勢很難看，沒精神！」這時被念的人一定快速且用力挺直背腰，但不到 5 分鐘，整個脊柱外型又駝回來。

脊椎在受孕期第二周胎兒發育時形成，包含腦組織、脊髓、神經系統以及眼睛，都已具有一定的雛形，並延伸到脊椎尾端。孕期第四周時腦的重量增加很快；第六周神經管連接大腦和脊髓並開始發育。每位剛出生的寶寶身體早已具備完整骨骼架構與基本雛型，包括脊椎骨、脊椎骨間的椎間盤、脊椎骨內的脊髓神經等，並隨著寶寶的成長產生變化。換句話說，脊椎打從還沒出娘胎已經悄然孕育。

令人驚訝的數字是，以概況來說，台灣小朋友的脊椎從 5 歲開始已嚴重歪斜且背肌張力失衡！從兒童用書包到成年用背包、寫功課到寫報告、看黑板到用電腦，十幾年學子生活就在低頭、駝背、久坐等錯誤姿勢中度過。

現代社會中，越來越多日常姿勢習慣，使脊椎問題早在 5 歲開始影響體態，頸椎疼痛不適的兒童很多，引起腰椎間盤突出的也大有人在，不知不覺中，脊椎病已悄然廣泛地影響著健康，這類文明病已不再是成年人和銀髮族的標籤了。以下透過六類案例，讓您了解生活上可能遇到的各種脊椎問題。

案例 1：家族遺傳僵直性脊椎炎

　　35 歲的劉先生是一名半導體工程師，有段期間在公司連續加班，整天趕程式、寫報告、國際視訊會議開不停，一天凌晨回到家休息，竟無法平躺睡覺，背部疼痛異常，痛感甚至從胸椎延伸到肋骨。起先他以為是加班過勞造成心血管問題，經過幾天狀況未改善才就醫檢查，不料最後確診為僵直性脊椎炎，他萬萬沒想到這個家族遺傳性疾病竟然真的發生在自己身上。

　　每當病發，劉先生痛到只能側躺或坐著入睡；平時走到廁所短短 1 分鐘的距離，發病時要走 7、8 分鐘，每一步邁出去都是疼痛。為了維持生活，他只能在上班前定時服用止痛藥、消炎藥加上胃藥，讓症狀不在工作時發作。根據臨床醫學建議，這類患者日常一定要動，但不宜運動過於激烈，伸展類運動是最佳選擇。

案例 2：穿高跟鞋力量使用不當

　　許多女性為了身材比例的優雅，喜歡穿高跟鞋出門，然而，我的學員中有一位因肌筋膜疼痛症候群所苦的女性，正是不當穿高跟鞋的受害者。學員 A 曾在大學時代出車禍，機車「犁田」滑倒重摔腰椎和骨盆，當下躺在路邊痛得動彈不得，幸好送醫後逐漸康復。

　　當時年輕的她不以為意，後來當上空姐，長期穿跟鞋久站工作，且機艙走道環境狹窄，常需要側身工作，上下蹲膝取物，導致舊疾變本加厲，每當協助旅客搬隨身行李，脊椎位置常處於不正確姿勢。她為了避免舊疾疼痛，穿高跟鞋工作時力量均使用不當，連帶誘發足底筋膜萎縮，使她無法再墊腳走路，對工作影響甚大。

案例 3：孕期及產後媽媽的痠痛

　　近年，我在許多月子中心擔任脊椎體況管理駐點講師，與產後媽媽零距離交流，媽媽們提出的問題幾乎如出一轍：懷孕中期（4-8 個月）每個月體重增加 1公斤內，到懷孕後期（8-10 個月）每個月增加 1.5 公斤，為什麼懷孕時腰都直不起來？肩膀好緊、駝背很嚴重、下肢水腫，更有難以啟齒的便秘問題。

　　事實上，這些困擾若從脊椎最深層的小脊柱肌群運動解決，都是可以改善的。脊椎運動許多角度都可藉由伸展與肌力訓練改善不適，但要訓練自己的背肌和深層的臟器按摩，唯有強化脊柱深層對稱性、精細肌肉群協調動作。

　　除了孕婦，也有產後媽媽曾問我如何減輕照顧小孩時的肌肉不適或痠痛感？尤其在抱孩子、擠奶、哺餵母乳等僵化動作時。媽媽們常說產後整個人的行動好像慢半拍，在做每個照護寶寶的姿勢時，為了不讓寶寶不舒服，自己必須讓脊椎側彎，並維持同一姿勢 15 到 30 分鐘；另一方面，平常還得一邊餵奶一邊應付家事、一邊處理小孩，更有媽媽回到職場工作，每日重覆的產後生活，真是蠟燭多頭燒。腰椎的痠痛讓這些媽媽們坐著休息也不是，站著運動也不是；而這些困擾激發我思考，有什麼舒緩方式可以在原地、原位就能獲得改善？

案例 4：櫃姐久站的影響

　　我曾受邀擔任許多大企業內部訓練的健康講座講師，每當接受這些演講邀約，我都會親自詢問企業屬性、員工年齡層和工作環境等問題，因為脊椎保健和環境因素息息相關。

　　例如國內最知名的保溫瓶企業公司，顧及旗下員工多為銷售點的櫃姊，久站造成的脊柱傷害恐成為職業病，影響層面擴及坐骨神經壓迫、下肢血循腫脹，甚至腰椎和骨盆前傾；因此該公司邀我藉由脊柱保健概念，讓櫃姊們在工作之餘能

隨時隨地運動，改善久站或搬運時的職業傷害。

　　系列演講下來，發現櫃姊們遇到的問題不只是自己，還包括自家小朋友脊椎側彎、家中長輩腰椎術後多年仍有痠痛問題、任職司機的先生總是窩在房車長達3-4 個小時。家中成員的脊椎問題層出不窮。

　　姿勢習慣使脊椎病呈現年輕化趨勢，若沒有適時運動和緩，將影響整天的工作和學習效率，這種惡性循環也嚴重影響人體正常的生理姿體和節律。

案例 5：醫師在診間遇到的個人化居家運動難題

　　愛林醫療機構執行長陳凱西由小兒科起家，拓展成人家庭醫學科、慢性病照護等社區服務，長期在士林和蘆洲醫療機構共同推廣「多裂肌脊動課程」，為了宣導脊椎保健運動，凱西執行長大力推動「親子課程」和「三代同堂課程」，以醫學角度推廣促進健康觀念，從基層社區的家庭教育開始「兒童教育、家長陪同、長輩共享」。凱西執行長也歸納出診間病患或家長常詢問的問題：

「醫師，我小孩的背怎麼都歪歪斜斜的？要不要吃藥或用儀器調整？」

「醫師，我常上班午後腰會痠，坐也不是站也不是該怎麼辦？需不需要吃藥？」

「醫師，我爸爸年紀大需要坐輪椅，但常常屁股痛、腰不舒服，要開藥嗎？還是要檢查？需不需要運動？」

「醫師，我脊柱檢查有輕度側彎，會不會繼續惡化？會不會很嚴重？要不要吃藥？怎麼做運動？」

「醫師，我加入氣喘照護網，氣喘藥物都照時使用，有沒有什麼運動可以保養？讓我的藥量不要再增加」

「醫師，我媽媽年紀大，固定服用高血壓和心臟病藥，她需要做運動，有沒有運動可以讓我和媽媽一起學？」

「醫師，我產後腰痠都沒什麼改善，下肢常常麻，但檢查又沒問題，要不要吃藥？需不需要再看什麼科？」

「醫師，小朋友老是低頭玩手機，常常喊脖子痠，又不愛運動，怎麼辦？」

「醫師，我姨婆年紀大，之前跌倒腳踝拉傷，現在都臥床，下床走路更不穩，有沒有運動可以練習？」

「醫師，我常腰痠背痛，想靠運動舒緩，但小孩才 6 歲，媽媽 70 歲，我平常不可能一個人運動，有沒有三代同堂一起做的運動，同時解決全家人問題？」

　　凱西執行長感嘆，每當遇到有關個人化或是居家照護運動指導教學的專業問題，總是把醫師難倒了。因為若要客製化解決門診遇到的上百種問題，所有肌群運動並非用「問診」就能改善，然而每當病患離開診間，所有的「運動問診」內容幾乎被拋到九霄雲外。就筆者個人研發運動多年的經驗，肌力訓練至少要 3 個月以上的時間才會改善，絕不是靠幾次問診解決，只能說醫師真是難為了！

案例 6：失智症患者與照顧者的共同運動

　　睡眠障礙是張先生長久以來的痛苦，他白天工作，晚上還要照顧家中失智的母親，全家的經濟重擔又落在他身上。長期的照護讓他睡眠品質不佳，影響到日常工作，服用多種助眠藥物又怕上癮，使他上班時常常頸椎僵硬到喘不過氣、胸悶想發脾氣。

　　起初，張先生就醫時以為自己是躁鬱症，該用的藥物都已開立後，醫生建議他，透過按摩來紓壓讓肌肉群放鬆。然而面對工作業務、出差和繁瑣會議，定時按摩舒壓課程無法隨時在職場運用，於是他學習多裂肌脊椎運動，希望改善頸椎不適和睡眠問題，回到家也帶著媽媽做簡單的脊椎運動，幫助媽媽刺激活化大腦神經元，雖然失智症不可逆，仍期望能趨緩惡化。

　　經歷過上述大大小小的案例，我憶起醫護工作下大夜班或是白班在趕交班時，經過榮總醫學中心門診醫療大樓，常見一大清早就很多人掛號，看著這些門診病人，有的脊椎不正、有的穿鐵衣、有的拄著拐杖、有的坐輪椅，這些情形不禁讓我思索：運動在台灣蔚為風尚，但為何脊椎保健和運動的觀念未從兒童開始建立？

一般運動與多裂肌運動
注意事項

　　能運動就是一種幸福，不但可以舒展筋骨、促進新陳代謝、改善體態自信，更能令人精神抖擻。近年來運動風氣盛行，從健康樂活、輕盈體態到體況管理，都是大家追求的運動目標。

　　一般運動基本三步驟包括：熱身運動（Warm-up）、伸展運動（Stretch）、緩和運動（Cool-down），全面的養生健身運動規劃必需包含以上三種運動元素，而多裂肌運動即是從暖身開始提升體內循環，可當作心肺功能鍛練運動之前必須做的熱身及伸展運動，更能當作緩和運動。以下整理一些基本的運動注意事項與應用，提供大家參考。

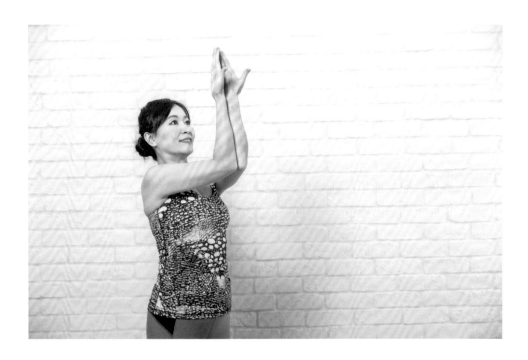

一般運動注意事項

1 　裝備： 穿著舒適和排汗適中的運動衣服與鞋襪。若是多裂肌運動需要觀察身體體態和姿勢動作，建議可簡易穿搭微貼身的尺碼。

2 　暖身與緩和運動：任何運動一定從暖身開始，緩和結束，大約 5-10 分鐘。

3 　最佳時段：避免太飽做運動使腸胃不適，或太餓時運動造成體力不支。建議在飯前或飯後的 1-2 小時做運動，能有效燃燒體內脂肪。

4 　運動時間：每次運動時間至少持續 20-30 分鐘。一般來說，進行運動約 30 分鐘後才會開始消耗脂肪；若想有效地燃燒脂肪，可讓身體一邊緩慢活動，一邊深呼吸導引大量氧氣。

5 　微汗運動：短時間逼出汗水的激烈運動只是單純流汗，對於身體燃燒脂肪、柔軟伸展或增加基礎代謝量效果有限。建議持續較長時間達微出汗程度，同時可促進血液循環。

6 　水分攝取：長時間運動必須適時補充水分，運動前、中、後也都應隨時補水。據醫學研究，人體一天每公斤約需補充 40ml 水分，以 50 公斤成人計算，每天建議攝取的水量應達到 2,000ml，並依溫度適時調整。若飲水不足，重則容易造成中暑、休克，尤其在運動時極有可能發生熱衰竭、橫紋肌溶解、抽筋等現象。

7 　自我感覺：運動種類百百種，要知道自己所屬的運動強度，也應挑選適合自己身體狀況的運動項目。運動前中後特別注意是否有頭暈、呼吸困難、唇色蒼白、冒冷汗、臉色反白、手指抖動、心跳加快或虛弱情形，若有可能表示不適合或運動過量，應立即休息。

8 　身體狀況：避免在疲倦或是生病時進行健身運動，否則可能增加運動時意外受傷的機會。若一定要運動，可選擇緩和或伸展類運動來調整身體狀況。

9　切勿過量：當人體運動產生的乳酸大於自身消耗乳酸時，乳酸就會阻礙血液的流通，導致肌肉痠痛和疲勞，此情形對於養生或健身是沒有幫助的，反而會阻礙脂肪燃燒。但運動量仍應保持適中，並不是單次運動時間越久就越好。

10　飲食與運動均衡：如果只靠飲食達到健身或養生卻不運動，雖可急速減少脂肪，但肌肉也會跟著萎縮，基礎代謝量相對變低。唯有藉著運動活化肌肉強度，才是正確的養生健身方法。

11　持之以恆：每週做 3 次運動、每 60 分鐘起身活動 3 分鐘，可降低心血管疾病風險。

12　呼朋引伴：與朋友一起運動，既增加樂趣又可互相照應和鼓勵。

運動前後傷害預防

多裂肌運動是減緩痠痛和受傷的一種運動，甚至也是暖身與緩和運動。傳統運動 3 過程包括熱身運動（Warm-Up）、運動、結束運動或緩和運動（Cool-down），其中熱身和緩和是許多人容易忽略的過程，而多裂肌運動正是依序 3 個過程一氣呵成。事實上，從多裂肌運動前的自我檢測就開啟了暖身運動，最好的休息方式則是多裂肌緩和運動，它可以很安全地將我們的身體帶離日常不正確的姿勢，或是運動後可能造成的痠痛與傷害。

多裂肌運動前的自我體況了解

　　無論一般體況或是慢性病患者都需要自我鍛鍊，運動是一輩子都必須自我執行的保健訓練。要先瞭解自己的體況和體質，再選擇合適的運動，並且量力而為，不要勉強做過分劇烈的運動。

　　有特殊體況如高血壓、糖尿病、心臟病、關節炎、手術後、眼疾、懷孕等，應先向醫護人員了解運動可行性；另一方面，如果運動前有急性病徵如感冒、發燒或劇痛，就不應勉強做運動；運動時若有頭暈、氣喘、肩痠、腰緊，可暫時減緩速度或是縮小關節活動角度。

　　筆者在多裂肌運動教學過程中，常遇剛開始接觸的學員，都會希望能增加運動時間或是強度。然而，因多裂肌每條長度約 2 公分，位置在脊骨與脊骨之間，最關鍵的訓練在於脊椎曲線和身體力學的槓桿動作，無法比照一般有氧或健身運動的運動模式，增加時間或強度並非當務之急。

完全關節活動度的範圍

以「站立時腿部彎曲產生屈髖關節」的動作舉例，依據美國骨科醫學會標準為 0-100 度，完全抬腿屈髖到 100 度，即是「完全關節活動度」；若在 0-99 度屈髖範圍，都稱為「部分關節活動度」。如果以完全關節活動度的範圍做出一個動作，不僅增加肌力和肌肉彈性，也能形成肌肥大的肌肉發展；如果以部分關節活動度的範圍進行，代表部分的運動神經元不需要作用，而這些沒有啟動的肌肉纖維就會失去肌肉發展的機會。

一般人日常生活或工作很少會去注意自己的動作，更不用說是訓練部分關節活動度的範圍。多數有運動習慣的人，會注意動作要做到關節活動度的範圍，若是運動員就更會做到完全關節活動度的範圍。後者目的是為了增加肌肥大、肌力，同時避免過度增加重量造成運動傷害。同樣概念放在多裂肌運動，建議學習前先認識完全關節活動度的範圍。

不過，隨著每個人日常身體狀況不一樣，呈現的關節角度也會有所誤差，差異在 5-10 度都是可接受範圍。35 頁表格是參照行政院勞工委員會勞工保險局公開資料，表內彙整出美國與日本訂定的關節活動度範圍（表內沿用資料來源，稱作「可動生理範圍」），而這些也是多裂肌運動初階學習時較常活動到的關節。

肩部

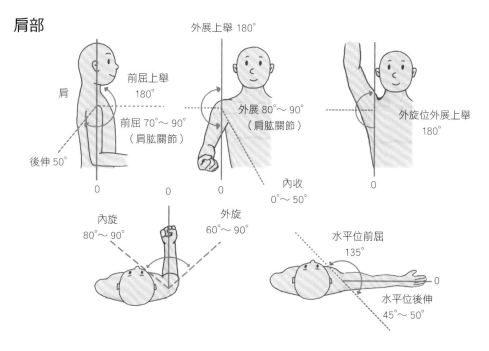

外展上舉 180°

肩

前屈上舉 180°

前屈 70°～90°
（肩肱關節）

後伸 50°

外展 80°～90°
（肩肱關節）

內收 0°～50°

外旋位外展上舉 180°

0

0

0

內旋 80°～90°

外旋 60°～90°

水平位前屈 135°

水平位後伸 45°～50°

0

股（髖）部

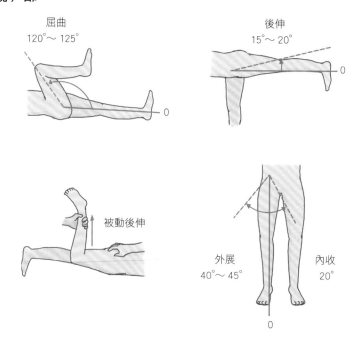

屈曲 120°～125°

0

後伸 15°～20°

0

被動後伸

外展 40°～45°

內收 20°

0

胸、腰椎

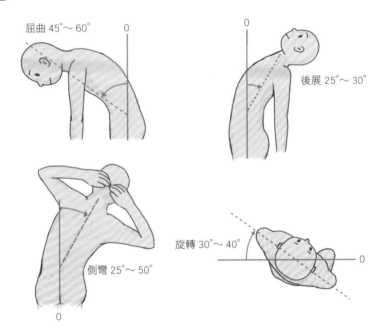

屈曲 45°～ 60°

後展 25°～ 30°

側彎 25°～ 50°

旋轉 30°～ 40°

頸椎

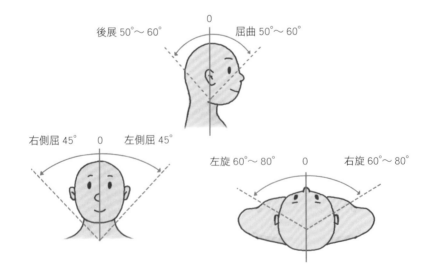

後展 50°～ 60°

屈曲 50°～ 60°

右側屈 45°

左側屈 45°

左旋 60°～ 80°

右旋 60°～ 80°

美國與日本軀幹殘障關節生理運動範圍的比較

部位	測定方向	日本殘障鑑定		美國 AMA	
		參考可動生理範圍	生理運動範圍	參考可動生理範圍	生理運動範圍
頸椎	屈曲	60		50	
	伸展	50	110	60	110
	左側彎	50		45	
	右側彎	50	100	45	90
	左旋	60		80	
	右旋	60	120	80	160
胸腰椎（日）腰薦椎（AMA）	屈曲	45		60	
	伸展	30	75	25	85
	左側彎	50		25	
	右側彎	50	100	25	50
	左旋	40		30	
	右旋	40	80	30	

美國與日本軀幹殘障關節生理運動範圍的比較

部位	測定方向	日本殘障鑑定		美國 AMA	
		參考可動生理範圍	生理運動範圍	參考可動生理範圍	生理運動範圍
胸椎（AMA）	胸廓的彎曲角度			60	
	左旋			30	
	右璇			30	
肩	外展	180		180	
	內收	0（身體擋住）	180	50（身體沒擋住）	
	屈曲	180	180	180	
	伸展	50	50	50	
	外旋（轉）	60		90（肩部外展 90°肘部彎曲 90°）	
	內旋（轉）	80	140	90	
肘	屈曲	145		140	
	伸展	5	150	0	140
	外旋（轉）	90		80	
	內旋（轉）	90	180	80	160
腕	背屈	70		60	
	掌屈	90	160	60	120

美國與日本軀幹殘障關節生理運動範圍的比較

部位	測定方向	日本殘障鑑定		美國 AMA		美國骨科醫學會（AAOS）
		參考可動生理範圍	生理運動範圍	參考可動生理範圍	生理運動範圍	參考可動生理範圍
股（髖）	外展	45		40		
	內收	20	65	20	60	30
	屈曲	125		120		120
	伸展	15	140	20	140	20
	外旋（轉）	45		50		20
	內旋（轉）	45	90	40	90	45
膝	屈曲	45				45
	伸展	45	90		110+	
	外旋（轉）					
	內旋（轉）					
踝	背屈	45		20+		
	掌屈	20	65	10+		

註 1：測定方法不同（例如躺著、坐著）會影響生理活動範圍

註 2：各數字單位為度（°）

註 3：「參考可動生理範圍」意即內文所提的「關節活動度範圍」；「生理運動範圍」則為兩個測定方向
　　　相加（例如屈曲＋伸展）的活動角度

多裂肌運動前的自我檢測

　　檢測之前，要先認識「多裂肌運動」是脊骨間的小動作，就如同靈活的手指頭做小關節動作、小齒輪帶動大齒輪的概念。從多裂肌肌群而來的脊骨間運動，字面上看似簡單的肌肉運動，事實上，其所支配的背部脊柱淺層、中層與深層肌肉，對於脊柱整體簡易測量是不可或缺的要素。

　　開始檢測時，脊椎位於人體正中線並垂直於地板，將雙手展開如平衡槓桿，交叉垂直成十字架圖形。這樣看似簡單的脊椎垂直與雙手平展水平的兩條線，正是多裂肌運動前的自我檢測線。應注意的是，如果關節活動不適，仍需透過醫療單位由專業醫事人員進行更精密的檢測。

　　日常的自我檢測包含兩個重要因素：一是可以隨時隨地進行，二是自己能執行，這樣才可達到日常的體況管理。自我檢測的簡易方法有兩種：第一，以脊椎為中心線，在離心收縮時減慢速度，並且專注在肌肉收縮，維持良好的動作緊度；第二，增加關節活動角度的範圍，以雙手為對稱性距離的平衡。初階多裂肌運動前聚焦在簡易的測量，就是讓運動時能以個人安全角度為前提，盡其所能達到完全關節活動角度的範圍。

手腕關節對稱性

　　通常在企業內訓的演講或是學術論壇講座中，現場都有上百人出席，既然是運動講座，我必須在 30 秒內肉眼觀察哪些聽眾的上臂關節或是肩頸脊椎關節有過緊問題，現場完全不需要檢測機器就能快速「篩選」我的演講模特兒。每當進行這項簡易的自我手腕關節對稱性測試，總是讓演講一開始就爆笑連連，大家很難想像自己的脊椎還沒測驗到，就在手腕這關卡住了。以下是檢測動作示範：

1. 雙手合掌對於鼻尖前，雙肩放鬆。

2. 大拇指順著鼻尖往兩側水平向前翻轉 180 度。

3. 中指尖指向天花板，手背反貼，大拇指輕碰。

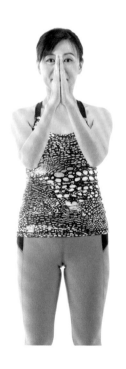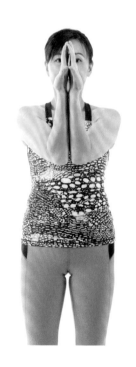

自我檢測

從脊椎中線對中翻轉手腕，若是低頭族、電腦族、孕婦、美容 SPA 或美髮師、廚師等業者，或上臂關節、脊柱有問題的人，做這些檢測會無法達到標準動作，產生聳肩、高低肩、中指垂直線偏離等問題。從頸椎肌肉群啟動多裂肌、往前伸展的運動是最基本動作。

肘關節居中線

　　一位搬運勞動朋友嚴重駝背加上肩頸痠痛，試過止痛藥、針灸和按摩都無法長期改善，工作空檔時痠痛更是加劇。到底痠痛點在哪？如何靠自我檢測發現？

　　人的肌肉有保護機制，只要有一個部位不舒服，越是要伸展那裡，那個部位就會越緊縮或崩硬，造成嚴重駝背、肩頸痠痛。以下透過肘關節居中線的檢測，看看自己脊柱中線會往哪個方向彎曲？關鍵是能否讓肘關節對稱性穩定併攏在胸椎正前方，這也是觀察自己胸椎背部肌群緊度的方式之一。

1. 雙手併肘於胸前，手掌打平朝向天花板，雙肩放鬆。

2. 肘關節彎曲且維持併肘，指尖朝向天花板。

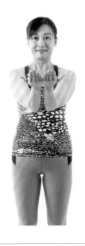 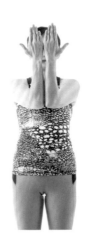

自我檢測

透過雙手併肘上舉動作，使脊柱肌群延伸到肘關節，這是針對胸椎和腰椎設計的多裂肌運動，也是多裂肌運動前觀察自我最佳關節角度範圍的檢測方式。最常見無法做到併肘的包括銀髮族、孕婦、電腦族、肥胖者及肩關節不適者。

雙肩上舉

雙手上舉這個動作看似簡單，但你可能不知道雙手只是 1 秒鐘往上，對於肩關節或是胸椎術後患者卻是個困難挑戰。

我曾遇過兩位案例：企管高階顧問 R 先生常打高爾夫球，高爾夫球是不對稱的肌肉群運動，其中關鍵在於脊椎揮桿前的平衡與傾斜角度，對應到胸椎和腰椎的肌群帶動。R 先生雖說有多年的打球經驗，難免也會「凸槌」，一次，R 先生一大清早去球場，前天卻通宵熬夜趕報告，導致睡眠不佳，到球場簡單暖身後就上場揮桿了。這下子脊椎深層的肌肉還沒紓醒，大動作的揮桿讓肩關節和脊椎中線肌群搭配不上亂了套，肩關節肌肉群就此 GG（註）。同樣情形如果發生在冬天寒流的清晨開球，可能嚴重到腰椎跟著拉傷或閃到腰。

另一個案例陳先生七十有餘，接受心導管手術後，很多運動都不太敢進行，只能在住家附近散步。然而他感覺自己駝背情況越來越嚴重，且不太敢使用胸椎周圍的肌群，使他在脫衣服時雙手臂難以往上拉，呼吸常常不順暢，尤其久坐更為明顯。陳先生對這些日常生活動作感到無力，求助復健與按摩，也無居家解決之道；後來，他轉而尋求多裂肌運動來改善問題。

針對以上兩名個案，我從「雙肩上舉」這個簡單測試，導入多裂肌肌群的緊張度和關節角度的標準範圍，引導到客製化的運動指導籤。讀者也可以自己嘗試以下雙肩上舉的姿勢。

註：GG 是網路流行用語，原指線上遊戲對戰中輸的一方說「Good Game」的縮寫，表示認為雖然輸了，但仍是一場好局。而之後延伸為「完蛋」的意思。

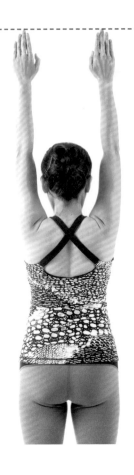

觀測線

1. 雙肩上舉，以指尖為最高的評估範圍。

2. 雙手上臂在耳朵旁，觀察脊椎側面從頸椎到尾椎的基準點。

自我檢測

雙手中指尖上舉高度延伸出的水平線，也是胸椎多裂肌運動最佳的觀測線。最簡單的上舉動作卻是最重要的評估，看似平凡的上舉，卻往往出現高低手、因肌力不足而上舉時痠痛等問題。

肩胛高低

　　這是在復健科或是整復中心裡最常見的測量動作，也是在多裂肌脊椎運動前最基本的測量。有許多老師寫黑板都是以單邊手高舉，我曾遇過一名方姓數學老師，他教數學計算公式時無法靠朗讀課本或看投影就能有運算結果，必須手寫解答每一個數學題目的數字變化，因此寫黑板的比率極高。方老師是右撇子，右手常常上舉寫運算式，從右手手指到左腳腳趾的脊椎中線總是側彎一邊，近二十年的職場教學動作，讓他的的脊柱側彎越來越嚴重，常常久站會單側腳麻，甚至要吃止痛藥來緩解。當然，除了方老師之外，職場有許多與他工作環境類似的職業，例如補習班老師、超商補貨員，都是我脊動教學常遇見的個案。

1. 雙肩上舉對稱性展開，以指尖為最高的評估範圍。

2. 肩胛內收，觀察兩側腋下的夾角是否對稱。

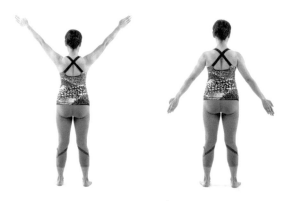

自我檢測

肩胛最簡單的上舉開展和內收動作，是很常見的評估方式。兩側肌力不勻稱、生活姿勢不正確、手術後以及單側受傷的人，非常容易出現開展或內收角度不對稱，也會直接影響肩胛的水平線高低，是胸椎多裂肌運動最佳的評估與觀察點。

前彎柔軟度

「坐姿體前彎」在健身界可稱為經典動作，是每個運動最簡單也最重要的測試模組。使用在多裂肌脊椎運動觀察柔軟度之外。前彎時，身體脊柱中線是否保持在正中央，是非常重要的觀察要素。

趙牙醫行醫多年，工作時都是側身坐在病患的單邊，側坐時間少則 10 到 15 分鐘的蛀牙、補牙小技術；多則執行車牙、蛀牙抽神經、植牙等牙腔手術，維持單邊脊柱側彎超過 20 分鐘。

趙牙醫常常單側手麻，順著影響到肩膀和頸椎附近肌肉緊張收縮，白天每做完一個技術都要伸展脖子或是捶手臂舒緩；晚上下班回家後更嚴重，因整天不正確工作姿勢影響到脊柱，導致下背痛和肩頸痠讓他徹夜難眠，尋求過針灸、按摩和復健等管道仍無法解決。

這不只是牙醫師會面臨的問題，美髮師、彩妝師、美容師、照服員都可能有同樣隱憂。這類個案建議可嘗試「前彎柔軟度」，請旁人觀察柔軟度，以及前彎時的脊柱中線位置。歪多少，多裂肌脊椎運動就要練多少。

1. 坐在牆角，臀部盡可能的貼近牆面，雙腳與髖關節同寬，膝關節貼地伸直，腳尖朝上。

2. 背部與頭部皆貼於牆面上，雙手自然前伸之處為坐姿體前彎測量的原點。

3. 雙手相疊，上身緩慢往前伸展，並以鋪在地上的尺規測量，當中指觸及量尺時暫停 1-2 秒。

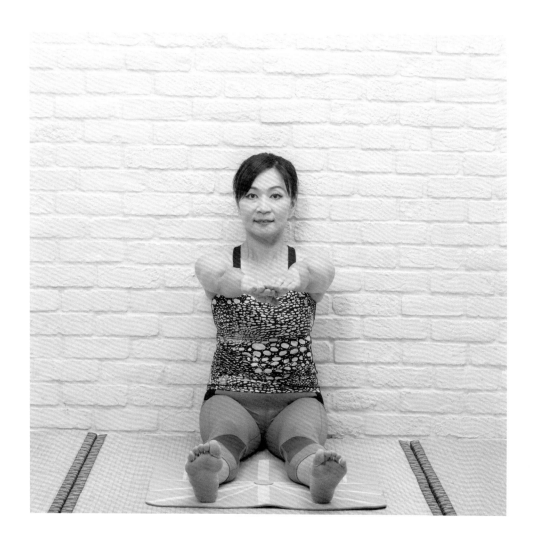

自我檢測

初階多裂肌運動是從尾椎到頸椎脊柱深層肌肉與脊骨間最大角度的伸展運動，如果平常的前彎動作柔軟度不佳，會壓迫脊骨間的空間，甚至擠壓到脊神經空間，產生各種不適。

23-65 歲台閩地區男性坐姿體前彎百分等級現況

五分等級	不好	稍差	普通	尚好	很好
23-25 歲	～ 20	21 ～ 27	28 ～ 32	33 ～ 38	39 ～
26-30 歲	～ 16	17 ～ 22	23 ～ 28	29 ～ 35	36 ～
31-35 歲	～ 15	16 ～ 22	23 ～ 28	29 ～ 33	34 ～
36-40 歲	～ 15	16 ～ 22	23 ～ 27	28 ～ 33	34 ～
41-45 歲	～ 14	15 ～ 20	21 ～ 26	27 ～ 33	34 ～
46-50 歲	～ 14	15 ～ 20	21 ～ 26	27 ～ 31	32 ～
51-55 歲	～ 13	14 ～ 20	21 ～ 24	25 ～ 30	31 ～
56-60 歲	～ 12	13 ～ 19	20 ～ 23	24 ～ 29	30 ～
61-65 歲	～ 8	9 ～ 15	16 ～ 23	24 ～ 30	31 ～

單位：公分

23-65 歲台閩地區女性坐姿體前彎百分等級現況

五分等級	不好	稍差	普通	尚好	很好
23-25 歲	～ 20	21 ～ 27	28 ～ 33	34 ～ 39	40 ～
26-30 歲	～ 18	19 ～ 26	27 ～ 32	33 ～ 38	39 ～
31-35 歲	～ 19	20 ～ 27	28 ～ 31	32 ～ 38	39 ～
36-40 歲	～ 19	20 ～ 25	26 ～ 32	33 ～ 39	40 ～
41-45 歲	～ 21	22 ～ 27	28 ～ 31	32 ～ 38	39 ～
46-50 歲	～ 20	21 ～ 28	29 ～ 33	34 ～ 38	39 ～
51-55 歲	～ 21	22 ～ 27	28 ～ 33	34 ～ 39	40 ～
56-60 歲	～ 21	22 ～ 26	27 ～ 23	34 ～ 39	40 ～
61-65 歲	～ 19	20 ～ 26	27 ～ 32	33 ～ 38	39 ～

單位：公分

下蹲

年近五十歲的高先生是長途客運司機，開車經驗有 8 年，因為工作長期久坐，每天出班從啟動油門到第一次下車休息至少 2 小時，坐式工作平均每天 8 小時，就這樣 8 年來維持同樣的機械性姿勢。

開車本就是全身不對稱的肌肉群運動，雙眼要專注地凝視前方，頸椎前推的姿勢讓肩頸肌肉群一直處在緊繃狀態。胸椎和腰椎因久坐，地心引力下拉、體重下壓的體態，讓整條脊椎骨骨縫疊在一起，完全沒有機會讓脊椎伸展，更別說是胸椎擴張增加肺活量了。骨盆跟尾椎幾乎黏在座椅上，路面不平整產生的振動直接傳達到尾椎，累積久了，尾椎撞擠也讓骨骼慢慢磨損。雙腳不對稱的油門、煞車兩邊更換，使人長久下來累積姿勢不良問題。雖然有些車已改良為手感式，以脊椎中線的概念來說，仍是慢性謀殺。

「下蹲」檢測主要是為了解從腰椎到尾椎的下背部肌群穩定，同時也是測量下蹲時的雙腿肌力是否相當。做看似簡單的「下蹲」動作時，高先生才屈膝一點，右側腰部就感到痠，若再往下增加屈膝下蹲，幾乎站不起來。上述狀況在頻繁坐飛機出差者、導遊、搬家人員都常見。試一試，將注意力集中在雙腿穩定下蹲，看看結果如何？

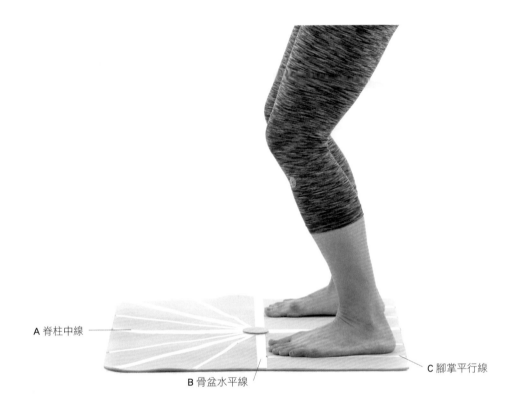

A 脊柱中線

C 腳掌平行線

B 骨盆水平線

1. 雙腳與肩同寬。

2. 雙腳腳掌內緣水平站立。

3. 膝蓋屈膝往前，不超過上圖骨盆線（脊椎運動墊上的 B 線）。

自我檢測

初階多裂肌運動透過鍛鍊從尾椎到腰椎的肌力彈性，影響髖膝關節的靈活度。腰椎是身體承受最大重力的擠壓點，肌肉與脊骨間的靈活和柔軟度也會影響下肢神經的傳遞。

腳掌水平線

　　站立是非常稀鬆平常的事情，但你曾經在站立時觀察自己的腳掌位置或是雙腳寬度嗎？我曾舉辦兒童多裂肌脊椎運動「小教練營」，60 分鐘的課程每次同時近三十位小朋友在脊椎運動墊上「站好」，小朋友光是要「站好」就必須要花 3 分鐘，且不含「站對」；若要標準「站對」，則需要花上 5 分鐘。常見一旁家長也好奇跟著做，而且玩得比小朋友帶勁。

　　營隊中的李媽媽常常要求孩子站好、身體不歪一邊，當她親自體驗「站好」，才發現原來還需要注意腳掌的前後左右正確位置。

　　小朋友在學習多裂肌脊椎運動時，每個站立的標準位置都要自我檢測；例如站在脊椎墊標準線上，光是要讓腳趾的位置在同一條骨盆線上，至少要花 20 秒。問題不在動作難易，而是多年來站立習慣，前後腳掌都會誤差 0.5 公分左右，這樣的誤差持續到三、四十歲，讓身體肌肉群施力不均，久了脊柱被拉歪，進入職場後正好是所有脊椎病變的爆發點。要維持雙腳掌施力均勻，來做做看「腳掌水平線」檢測。

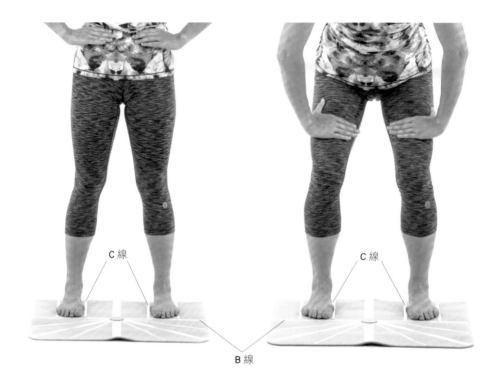

1. 雙腳與肩同寬。

2. 腳趾水平站立，腳掌內緣平行於 C 線。

3. 腳掌往前，腳指尖站在 B 線上，保持骨盆平行。

自我檢測

站立在脊椎運動墊上，依照標準線條規範，雙腳掌的內側緣線會不自主地呈現內八、外八或是一正一斜的腳掌位置。初階多裂肌運動中，腳踝穩定度非常重要，因為雙足足弓須維持正中朝前方的固定姿勢，也是運動過程中下肢最重要的基本動作。

脊椎中軸

　　這個自我檢測動作設計靈感源自脊椎損傷重建中心教課期間，面對因工作意外傷害或是車禍造成脊椎癱瘓的輪椅族團體。四肢健全的我們，很難想像胸椎以下沒知覺該如何做運動？甚至肌肉有無正確使用到、深層臟器能否透過運動增加蠕動？一旦都是無感，也無法用語言表達。

　　透過脊椎中線、頸椎、胸椎和腰椎的身體中軸線，搭配肘關節對應點，來自我檢視脊柱深層多裂肌群。

1. 雙腳與肩同寬，腳趾水平站立。

2. 肘關節對稱合併在一起，合併處保持與肚臍（腰椎）和下巴（頸椎）都在身體中央線上。

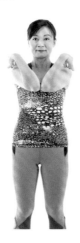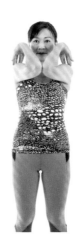

自我檢測

初階多裂肌運動中，脊椎中線的位置非常重要。雙手就像尺一樣能規範中央線，肘點碰觸在一起對稱性的穩定背肌，讓多變化的多裂肌運動過程能維持脊椎正常的位置，更可以正確訓練兩側肌力。

挺身前傾關節測量

　　身體的前傾角度很多，例如起身、彎腰取物、鞠躬、拜拜等日常動作。我曾遇過一名何女士的腰椎問題嚴重到需要手術治療，開刀前，她的腰痛得不論站、坐、躺都無法緩解，忍受兩年後終於接受腰椎手術，置入金屬支架物。然而，術後至今一年多，痠和不適感轉移到臀部兩側位置，且身體仍是往前傾。何女士回診時，醫療單位建議她多運動，因此她請了健身教練每周 1 堂課，平均一周 2 次在住家樓下健走，但身體前傾和臀部痠痛仍未改善。

　　「挺身前傾關節測量」從側面觀察，可以發現頸椎、胸椎、腰椎的深層肌柱是否肌力不足、有待訓練。不過特別提醒，有青光眼、高血壓、心血管、孕婦，以及長期服用助眠藥者，前傾角度避免過大。

1. 雙腳與肩同寬。

2. 腳趾水平站立。

3. 雙手上拉，讓兩側背部肌群對稱性上提。

4. 雙手下放朝臀部方向，手掌面向天花板，手臂伸直，身體往前彎 45 度。

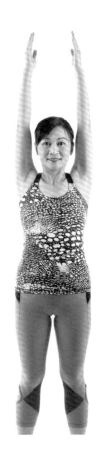
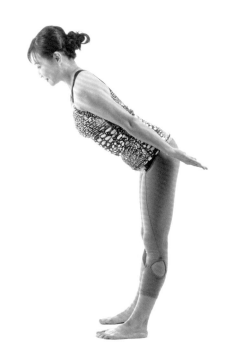

自我檢測

身體前傾有不同的姿勢訓練，初階多裂肌運動會區分前彎柔軟度的伸展。此動作有兩個重點：一是站立前彎時收縮多裂肌的肌力，二是抗地心引力的上身重量訓練。背脊前彎維持的線條越直立、時間越久，越能觀察日常背柱肌群的穩定和肌耐力。

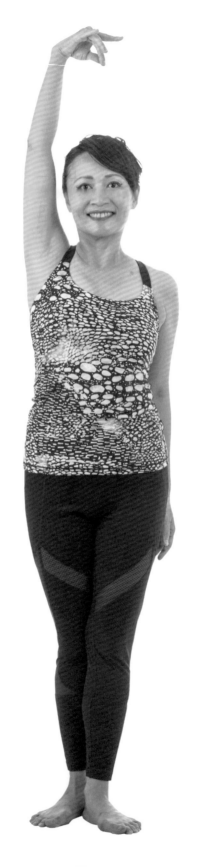

PART 2

日常環境對脊椎的影響

「環境」是影響人體健康最大的外在因素；「時間」則是影響健康最深的內在因素。人的一天扣除睡眠8小時，其他16小時、960分鐘，多數被工作、家事與交通佔據，且離不開坐、站、行、躺。這些長時間在固定環境中必須維持的姿勢，會如何影響身體呢？

PART ②

「時間」對健康的重要性

　　影響人體最重要的數據除了健康檢查數值之外，就是日常生活的「時間」。一天 24 小時中，扣除睡眠應有的 8 小時，人們一天 16 小時都在做些什麼？換算一下，16 小時每天有 960 分鐘，其中肯定超過一半時間花在交通、工作與家事，而這些環境都離不開坐、站、行、躺等姿勢。對於上班族、家庭主婦、銀髮長者或是學生來說，一天久坐 8 至 9 個小時，也就是 480 分鐘至 540 分鐘以上是家常便飯。

　　然而，長時間維持某姿勢會影響身體健康，輕則脊椎壓迫神經導致痠痛，重則影響血液循環、末梢水腫、甚至體態變形。這些不是體況處理中的最急症，卻會影響「生理時間」，是造成一輩子骨骼變形、肌肉張力失衡的關鍵因素。反過來換算看看，一天運動時間能達到 30 分鐘以上，改善自己的健康嗎？

　　台灣居家服務策略聯盟舉辦的「亞太長期照護發展策略國際研討會」已行之多年，我曾受邀針對多裂肌脊椎體況管理運動做示範教學，教導大家自我預防職業傷害造成的下背痛。研討會之前，我親自指導居家照服員在執行服務時如何照護脊椎，其中王小姐分享工作上的困擾。

　　三十餘歲的王小姐從事照服員工作 2 年，工作內容包括協助個案早上刷牙盥洗、用餐、更衣、服用藥物。上述項目都算簡單，但如果協助坐輪椅的個案由床

上移動到床邊，類似這種大範圍移動就需要大量體力去執行，是一門技術，也是她在職場安全上最重要的隱憂。

　　一次，王小姐協助輪友個案沐浴，先讓他身體坐穩在輪椅上，擦完臉再繞到身後擦背，不料個案當天頭暈不適，整個身體差點向前栽，王小姐見狀趕緊上前拉住他手臂，雖然避免了意外發生，但王小姐的腰椎因此拉傷，造成下背痛的老毛病不斷，經過連續復健、針灸數月都無法完全改善。然而，她為了餬口無法辭工作，只能繼續忍痛上班。

局部肌肉張力失衡

　　許先生正值退休生活，身體硬朗的他愛好戶外活動，舉凡登百岳、爬山、健走、露營、旅遊和騎單車，對他來說都輕而易舉。許先生在任何活動開始前會做基本暖身但如果暖身做不正確或是隨便敷衍了事，爬山 1 小時後就會開始非常吃力，尤其影響到心肺功能和身體前駝前傾造成的胸椎問題。久而久之，許先生發現自己上山時易喘、下山膝蓋難支撐，如果下坡是泥土地，用助行器還能減緩俯衝，但換作階梯下坡，加上背包的重量負荷，腰椎與膝蓋就更吃力了。

　　一般登山露營行程須至少準備 10 到 20 公斤的裝備，加上單天登山路程通常超過 2-3 小時，肌肉群長時間不對稱使用，使脊椎平衡的負擔壓力非常大。熱愛戶外活動的許先生就曾表示，如果平常沒有做脊椎骨之間的肌力訓練，很容易爬到一半，胸椎跟腰椎的痠痛和不適感就浮現出來。

　　中樞神經通過最重要的背部脊柱，如果缺少運動，會導致脊骨與脊肌群之間靈活度減低，反應不靈敏更容易造成受傷。當人體久坐或久站，使頸肩、腰背維持固定姿勢，椎間盤和棘間韌帶長時間處於一種和諧又緊張的僵持狀態，肌肉也

因日常姿勢過度使用，而產生慢性痠或痛的症狀。這類痠痛的機轉（註）是神經肌肉釋放過多的乙醯膽鹼（Acetylcholine），使肌小節（Sarcomere）持續收縮，增加局部能量消耗、血液循環變差，長時間造成局部肌肉發生缺血與缺氧，累積久了身體產生代償，而局部缺血和缺氧情形使體內釋放出活化物質，刺激了感覺神經纖維，反映出疼痛不適感，例如頸肩僵硬、腰背痠痛，或肌群伸展不適。

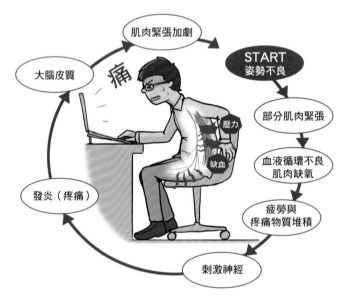

當人體出現局部肌肉緊繃、僵硬情形，摸起來像硬掉的塑膠塊般，用力按痛點會叫出聲來，這就是所謂的「痠痛」。這些痛點會引發局部肌肉抽動，甚至會反射疼痛到別處肌肉，最糟的狀況還會出現全身性疼痛。

多裂肌從尾椎往頸椎向上延伸，因為日常姿勢造成不同脊椎曲線，多裂肌肌群張力失衡，痠痛情形將伴隨各種部位產生不同症狀。

註：「機轉」一詞用在醫學上，常用於描述疾病及藥物作用。在疾病上，研究者通常先觀察到最終結果，也就是病患出現的症狀，再經積年累月的研究，才能得知其致病機轉。舉例來說，A 原因導致某 B 結果，B 結果產生 C 不良反應，進而引發 D、E、F 等症狀；上述這一連串互相影響的過程即為「機轉」，而至今仍有許多疾病的致病機轉未明。

各部位多裂肌張力失衡伴隨的痠痛

頸部：壓力性頭痛、頸椎緊繃

胸部：胸悶、心肺相關不適

腰部：腸胃蠕動變慢或椎間盤突出問題

尾部：坐骨神經痛

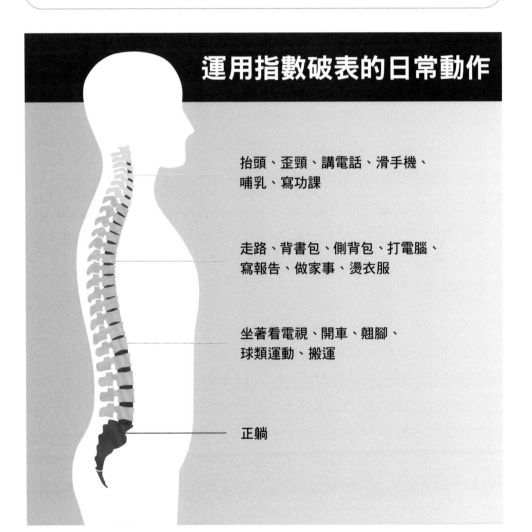

運用指數破表的日常動作

抬頭、歪頸、講電話、滑手機、
哺乳、寫功課

走路、背書包、側背包、打電腦、
寫報告、做家事、燙衣服

坐著看電視、開車、翹腳、
球類運動、搬運

正躺

依傷害成因分類的痠痛族群

脊柱系統對稱，人體才能站立而行或旋轉身體，讓脊柱周遭的肌肉、韌帶組織在動態穩定性上發揮最大的功能。長期環境傷害造成的脊柱問題中，不同族群分別有不同的傷害成因，以下簡單彙整研究資料，看看你是否也被歸類在其中？

頸椎傷害常見族群

經常重覆搬運重物且高過肩部或頭部的職業：

1. 搬運工（如在碼頭、倉庫、機場等場所）

2. 送貨員（如送瓦斯、家具、電視等大型物件）

3. 倉儲、物流業者

4. 建築工人

5. 屠宰場員工

6. 垃圾清潔工

7. 其他類似性質的行業

職業傷害或職業性下背痛族群潛在暴露的職業

經常重複搬抬重物或極度彎腰工作的職業：

1. 礦工、石作工、石雕工

2. 建築工、模板工、鋼筋混凝土工、水泥工、砌磚牆工

3. 環保人員、垃圾清潔工

4. 搬運工

5. 送貨員

6. 倉儲、物流業者

7. 護理人員（護理師、護佐、看護）

腰椎傷害常見族群

工作環境常使全身垂直振動的職業：

1. 大卡車、水泥車、預拌混凝土車、貨櫃車、聯結車、重型推土機、 壓路機、 起重機以及堆高機的駕駛

2. 火車司機、摩托車駕駛

3. 農場工人（操作曳引機、收割機、耕耘機）

4. 飛機和直升機飛行員

▶ 低頭族

好發族群： 3C 低頭族、學生族、家事族等長期頸椎前彎者

不適症狀： 肩頸痠痛

成因：

　　依據人體解剖學研究，單手的重量約是體重的 6%，以 50 公斤的人來說，一手就佔了 3 公斤重，再加上頭部的 5 公斤，計算下來，肩頸肌肉約有 11 公斤的負擔。頸椎姿勢不良容易累積疲勞甚至造成疼痛，連帶讓肩頸周圍的肌肉跟著僵硬疲勞，攜氧循環欠佳，這些問題也成為周遭親朋好友間常見的老毛病，例如上班前傾盯電腦、上學低頭寫作業、在家燙衣帶小孩……一整天下來，帶給肩頸及手臂極大負擔。

案例：

　　方董事長五十歲出頭，事業版圖從兩岸一直往南向發展。掌管事業體是件相當繁瑣的工作，從物流到餐飲、連鎖店面擴張都得管，每天一進公司就有排山倒海的工作會議，久坐加上使用電腦，一忙起來，整天脊椎都黏在辦公桌椅上；出差不是坐車就是坐飛機，手機像磁鐵般黏在臉上，不斷講電話交代事情。

　　不知何時開始，頭痛、睡眠障礙、肩頸痠痛和下背痛讓他困擾不已，尤其在出差的路上，身體痠痛無法立即舒緩，內服外用藥物都試過，藥效卻越來越短、效果越來越有限，嚴重在出差途中需要輪椅代步，造成他非常大的困擾。

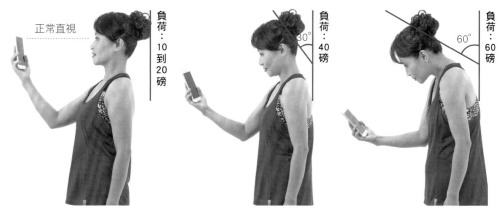

正常直視

負荷：10到20磅

30°　負荷：40磅

60°　負荷：60磅

■ 低頭角度與頸椎負荷程度。低頭族頸椎老化 20 年，頭彎越低負荷越重。

▶ 滑手機

好發族群：3C 低頭族、電腦族等長期頸椎前彎者

不適症狀：肩頸肌肉緊繃

成因：

　　讓大家又愛又怕的 3C 產品打破了人類生活的慣性，無論在餐廳裡、捷運上、甚至在大街旁，24 小時無時無刻、無所不在，都可以低著頭滑手機。人的頸椎是活動度最高、彎曲度最大的一段脊椎，它具有支撐頭部重量、讓頭部活動自如，和保護脊椎神經等 3 大功能。人體中，頸椎和活動量同樣大的腰椎，是最容易老化和發生病變的脊椎，而長期使用電腦、手機，讓頭部維持同一個不自然又不放鬆的姿勢，造成頸脊過勞、加速老化。

⊙ 滑鼠手

好發族群： 電腦族、家庭主婦、按摩師、理髮師、美容師、SPA 美體師、
　　　　　廚師、繪圖師等常使用到肩頸手腕者

不適症狀： 手腕痠痛

成因：

　　滑鼠手容易發生在長期使用電腦的人身上，或是長時間重複手部動作，手指頻繁地用力，使手及相關部位的神經、肌肉因過度疲勞而受損，造成缺血缺氧，出現麻木、刺痛感。許多人初期會以為自己的症狀是家庭主婦常見的「媽媽手」，診斷後才發現是俗稱「滑鼠手」的腕隧道症候群。

　　滑鼠手不只常見於長時間使用滑鼠的電腦族，需要跪地擦地板的家庭主婦、按摩師、理髮師、廚師、美容師、美體師都是高危險族群。值得注意的是，滑鼠手問題雖然在末梢，但也跟頸椎姿勢息息相關。

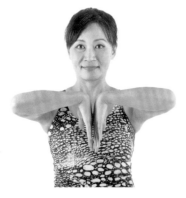 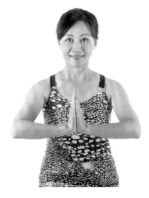

■ 測試方法：（左）雙手背對貼，腕關節相碰，指尖向下，並保持雙肩與肘呈水平線高度
　　　　　　（右）手掌合併 1 分鐘，大拇指、食指、中指或無名指會出現麻的症狀

案例：

馬先生是一名室內設計師，每天都在趕裝潢設計圖、會議記錄和報價單，平均一天使用電腦 6 小時以上，不斷重復打字和移動滑鼠的動作。另一位萍小姐是美髮設計師，從事美髮業十餘年，剪髮技術不在話下，每天從她手上剪出造型髮藝的客人超過十位，她必須藉由重複使用手腕和虎口肌肉群來控制剪刀的流暢度，再加上彎著身體、曲著脊椎，隨著工作時間累積，肩頸也積累出許多痠痛毛病。以上兩個學員是我演講時遇到的實際個案，他們在「手腕關節對稱性」檢測示範中擔任我的演講模特兒時，很難想像自己連脊椎都還沒測驗到，就先在手腕部位卡關了。

▶接電話

好發族群：常使用手機（沒用耳 MIC）或電話講公事、談八卦、聊育兒經等，造成頸椎和胸椎側彎

不適症狀：肩頸痠痛

成因：

脊椎不一定要等到生病才會影響生活品質。接電話、講手機這種再正常不過的日常行為，都可能是影響關鍵。一般情況下，用電話談公事十到二十分鐘跑不掉；聊起球賽三、四十分鐘不嫌多；跟閨蜜聊天五六十分鐘算正常，如果話匣子打開談起育兒經，一兩個小時一下子就過了。講電話時呈現歪頸、駝背、聳肩、高低肩的姿勢，頸椎側一邊且過度用力，可能導致頸椎深層多裂肌和肩胛骨的肌肉群痙攣或過度疲勞，造成脖子痠脹、肌肉僵硬疼痛，埋下頸椎病的隱患。沒有人會想到自己的脊椎正在慢性自殺，但事實上，隨著頸椎支配神經受壓迫造成疼痛，讓「龍柱」變成「蛇柱」，人體健康也將無法回歸正軌。

案例：

　　曾擔任一間科學園區的企業內訓講師，針對客服人員安排職場健康講座，演講題目是「接聽電話與久坐時如何保護脊椎健康，以減少請病假機率、增加工作效率？」林小姐在講座中分享她的經驗：每當進入客服中心，電話一上線就再也停不下來，有時她會用耳 MIC，有時則用話機，要視被分派的工作區位置而定，歪著脖子上班對她而言稀鬆平常。

　　起初，林小姐歪脖子夾著話筒可講 1-2 個小時，但隨著時間累積，她只要頭歪不到 3 分鐘，同側的肩胛、肩膀和肘關節就會不自主痠麻、肌肉緊縮，嚴重時甚至關節發炎，就算把話筒放到另一側，問題也無法改善，讓她每周末都得前往醫院復健科報到，另一方面，久坐造成的腰痠和下肢腫脹也一一浮現。

▶ 久坐

好發族群：辦公室上班族、學生族、客運司機等習慣腰椎、尾椎下壓者

不適症狀：腰痠、下肢水腫

成因：

　　「坐」不是問題，但是「久坐」卻是非常大的問題。根據一項調查發現，長期久坐會導致內臟脂肪逐漸堆積，引發慢性發炎、代謝症候群，導致肥胖，增加血栓形成風險，引發心血管疾病。若繼續久坐不起，恐怕成為短命一族！研究指出，人體採坐姿時腰椎承受的壓力是站立時的 1.5 倍，如果坐姿不正確，腰椎承受壓力更是站立時的 2.5 倍。久坐、駝背，加上神經和血液循環不良，更容易使腰椎第 4 至第 5 節位置往後方突出，若壓迫到神經可能引起慢性疼痛。

　　上班長時間打電腦的姿勢已使我們身體機能受損，下班後還懶洋洋坐在沙發上看連續劇、打電動、使用科技產品，對人體傷害更大。

案例：

　　上班族邱先生在辦公室久坐，經醫師診斷不僅脊椎側彎、椎間盤傾斜，神經更被壓迫，加上缺乏運動，造成長久的下肢痠痛，服用止痛消炎藥物也不見改善，甚至影響到睡眠品質，惡性循環也間接降低了白天的工作效率，嚴重時還得請病假去復健科或中醫舒緩。經醫師評估，邱先生於第 5 腰椎動手術，並以骨釘上下固定，穿了快七個月背架且規律搭配復健，為了能在居家或辦公室身體力行改變站姿、坐姿，在術後 1 年開始學習多裂肌，緩解困擾已久的背部和下肢疼痛問題，找回活力。

久坐引起健康危機！

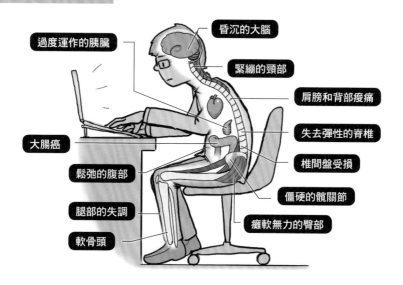

過度運作的胰臟
昏沉的大腦
緊繃的頸部
肩膀和背部痠痛
失去彈性的脊椎
大腸癌
椎間盤受損
鬆弛的腹部
僵硬的髖關節
腿部的失調
癱軟無力的臀部
軟骨頭

▶久站

好發族群：櫃姐、服務員等習慣在站立時腰椎、尾椎下壓者

不適症狀：腰痠、下肢水腫

成因：

　　每天起床後，扣除掉走路時間，久站對身體的傷害程度不比久坐來的低，長期久站的姿勢會帶給脊椎與腰部很大的傷害。久站使腰椎前凸，腰椎多裂肌肌群必須靠著長時間收縮來維持直立姿勢。長期下來，腰椎關節因為負荷過大，身體痠痛警訊將接踵而來。長時間站立工作的人很容易靜脈曲張，主因下肢血液循環不順造成，如果長期久站的姿勢不當，就更容易引發腰椎彎曲和痠痛。

案例：

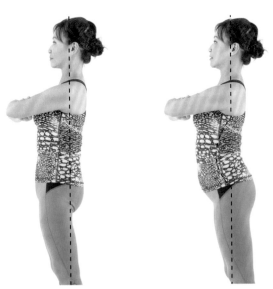

■ 正常（腰椎為彎曲）／骨盆前傾（腰椎大彎曲，臀部翹起，小腹突出）。

　　50 歲的陳先生常在外務和工廠生產線間來回奔走，長期下來腰痠背痛，還出現腳麻症狀。起初他忍耐數個月，後來嚴重到無法久站超過 3 分鐘，大大影響他的工作和休息。就醫檢查，發現椎間盤突出壓迫神經，接受脊椎內視鏡手術後，醫師叮嚀術後 3 個月內避免久坐、過度彎腰、旋轉身體，或從事重量搬運工作，並建議他使用正確的脊椎深層肌力訓練來舒緩下背痛。

⊙ 老年人跌倒

好發族群：腰椎、尾椎肌群硬化、神經傳遞緩慢的長者

不適症狀：下肢反應與平衡不佳、背部

成因：

　　大多老年人沒有運動習慣，體能大不如從前加上一般對高齡長者的照護多以坐式生活型態為主，例如坐著看電視、學電腦上網、坐式遊樂活動，導致他們做站與蹲的動作時間少之又少。脊椎中負責平衡的胸椎與負擔重力的腰椎，因為感知身體機能與肌力彈性減緩，使跌倒時無法即時反應的機率增加。

　　跌倒骨折的常見部位包括手腕、脊椎與髖部等重要活動部位，因此老人家一旦跌倒，無論對自身與照顧者的生活都造成許多不便，同時造成家人的負擔。由此可見，跌倒是老年人健康的隱形殺手，隨著全球邁入高齡化社會，老年人跌倒成為一個日漸嚴重的課題。

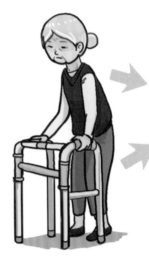

老年人為什麼
容易跌倒？

肌肉衰退

腰部與腿部的肌肉減少
導致骨鬆、肌力衰退、
易跌倒骨折

案例：

　　八十多歲的高奶奶生活非常規律，每天早上在兒子陪伴下，固定到公園健走 1 小時，她保養得宜，看起來就像一位 60 歲的美魔女。不過隨著年齡增長，高奶奶的平衡感和肢體協調漸漸遲緩。一天，她循著十多年來早晨的健走路線，每個小石頭、小草小花，甚至松鼠出沒的地方她都一清二楚，然而再怎麼熟悉也經不起一摔，這一摔讓高奶奶大腿骨骨折，在醫學中心開刀、住院、打石膏，折騰了 7 個月才回家休養。

　　當筆者去居家指導多裂肌運動，為高奶奶規劃一系列坐姿脊椎運動訓練，她才知道就算腿部有肌力，不代表上半身脊椎槓桿的平衡能柔軟地即時反應，減緩跌倒的衝力。

▶ 產後哺乳

好發族群：懷孕期、產後的哺乳與抱小孩動作

不適症狀：頸椎僵硬、肢體前傾

成因：

　　臨床發現，產後媽媽餵奶 2 至 3 周就會出現肩頸痠痛症狀，以及久坐抱小孩導致的腰椎移位、肌肉拉傷問題。長期的不正確姿勢使產婦有頭、頸、肩、手肘和手腕等多個部位疼痛困擾，若頸部壓著神經讓手臂麻痺，嚴重不僅不能繼續餵奶、抱嬰兒，更可能因為長期扭曲腰部，導致坐骨神經痛、脊椎疼痛，甚至造成失眠。

案例：

　　小雪媽媽是位新手媽媽，三十多歲才產下第一胎，在懷孕後期，胎兒和羊水重量增加，讓她飽受腰椎痠痛和下肢水腫之苦；產後哺乳又為了遷就孩子的姿勢和吸奶時間，必須長時間低頭彎腰、脊柱向前傾，導致椎間盤受壓。小雪媽媽一天餵奶 5-6 次，每次單邊乳房哺餵須超過 20 分鐘，餵奶使她肌肉僵持，肩頸痠痛、發炎接踵而來，然而因為有餵母奶，求診時不敢服用藥物，只能接受物理復健或是按摩。

⊙ 頻繁長時間搭交通工具

好發族群：頻繁出差或旅遊的空中飛人、空服人員、司機等脊椎活動常受限者

不適症狀：血循環差、肌肉痠痛

成因：

　　出差或海外旅遊時，長時間處在一個姿勢不正確的坐姿，長期不僅會影響脊椎，還會對內臟產生相當大的負荷。脊椎呈屈捲姿勢長時間窩在交通工具位置上，影響範圍包括背部、頸椎以及腰椎痠痛，更可能有許多其他問題一一浮現，從最小最深層的脊骨間肌群疲乏，擴及中層和淺層肌群，嚴重甚至影響整個末梢血液循環，長期累積下來將一發不可收拾！

⊙ 單側聳肩背包包

好發族群：年輕族群、業務、工程師等常側背包包造成胸椎側彎者

不適症狀：肢體歪斜

成因：

　　年輕人愛美飆帥、業務族出外拜訪，這些時候為了方便，他們通常順手背起包包，但為了防止背帶滑脫，單側肩膀慣性向上聳起且用力收縮肌肉，以對抗單側包包的重量；如果同時用單側手勾住包包，更是不良中的不良動作。長期下來，脊椎兩側肌肉張力失去對稱性、骨骼變形，可能導致脊柱側彎。

　　長期背單肩包不僅讓肩膀痠痛，也造成體態一高一低；尤其是女性，因兩側頸椎和胸椎肌力對稱使力，會出現乳房不對稱的情況。「生活一輩子，姿勢一世人」，體態要挺立，建議最好背雙肩包。

▶沙發族

好發族群： 喜愛窩坐軟沙發、單邊靠坐、半躺半坐、盤腿或屈膝造成脊柱側彎者。

不適症狀： 腰痛、頸椎病、腰椎間盤突出

成因：

　　周末假日或晚上回到家，許多人喜歡窩坐在沙發看電視、玩手機，讓自己放鬆。然而當這些沙發馬鈴薯的身體陷進沙發時，整條脊椎都彎成如同一條煎魚的姿勢，非常容易造成椎間盤突出。另一種常見單側靠椅的歪斜姿勢，此時靠椅一側的脊骨間肌肉被伸展，而對側肌肉收縮，造成單邊肌肉特別緊繃，重量全部壓在脊椎上面，長期下來造成功能性脊椎側彎。另外，盤腿或屈膝的沙發坐姿，久了容易造成頸椎與腰椎椎間盤突出，進一步導致脊椎病變。

　　脊椎原有的弧度被迫改變，椎間盤受力增大，不利於腰椎和脊柱保持生理結構，久而久之，可能造成肌肉勞損、脊柱側彎，甚至誘發腰痛、頸椎病和腰椎間盤突出。簡言之，人體重量也是造成脊椎負荷的因素之一。

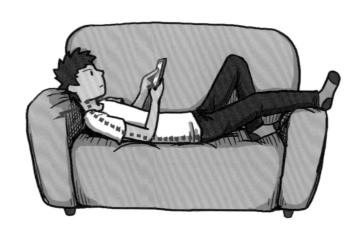

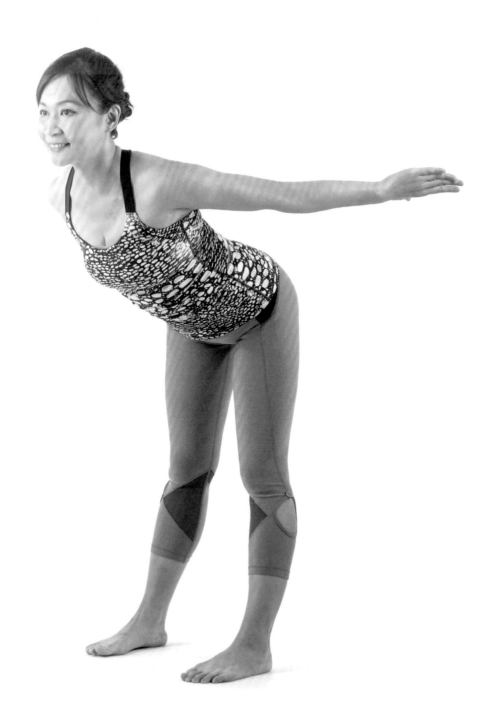

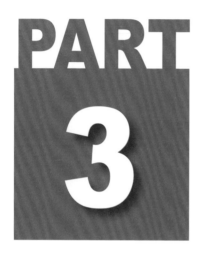

PART 3

脊柱動作組成

人體的脊柱系統由骨骼、神經、血液和肌肉系統組成，哪些可以靠自我鍛鍊強化呢？本章先帶領我們了解全身骨骼系統、神經系統、肌肉群，以及各節段脊椎對應的病症、各部位肌肉運動的範圍。當你全觀地了解人體構造後，將更加理解多裂肌在身體中扮演的重要角色。

PART ❸

脊椎病變－不死的癌症

　　脊椎症狀被列為「世界十大被忽視的健康問題」之一，除了先天性嚴重脊椎問題影響到生活功能，日常環境與姿勢影響需要一年或是十幾年，其中肌肉系統不對稱性失衡，會導致神經傳遞趨緩、骨骼儀態變形，在你日常的不正確姿勢和不重視觀念下，已經造成許多不可逆的脊骨磨損或是脊柱拉扯傷害。然而，因為這些行為不會立即危害生命，只是龜速地無聲無息變化，使脊椎病變被稱人們為「不死的癌症」。

　　由此可見，脊椎病對人類健康的危害巨大，世界衛生組織從 2012 年起把每年 10 月 16 日定為「世界脊椎日」，亦是有感源於脊椎病的普遍性，越來越多的職業性姿勢習慣使脊椎病呈現年輕化，現在從幼兒到年輕人都可能有頸椎疼痛不適的困擾，已不再是銀髮長者專屬的疾患。另常見下背痠痛引起腰椎間盤突出，不知不覺中，脊椎病已悄然廣泛地影響著健康！

　　痠痛問題一直是與大家日常息息相關的難題，醫療的速效雖能即時改善當下問題，深化到居家和工作仍需要靠自己，難怪如此多的養生訊息在市面上推動著，不管從醫療的復健角度，傳統整復的被動他力，或是運動自我力量的學習。多年來筆者用心地觀察，什麼樣的動作能讓脊椎遠離痠痛？什麼樣的脊椎保健動作可從兒童扎根？什麼樣的運動能從日常做起？

　　進一步思考，脊柱系統由骨骼、神經、血液和肌肉系統組合而成，哪個部分在日常可以靠自我鍛鍊強化？答案昭然可見：骨骼的關節問題、神經的傳遞問題、血液的輸送問題都需要精細的醫療做依據，而肌肉系統的強化則可以靠日常鍛鍊。

　　脊椎的肌肉系統有多到數不清的肌肉，為何針對多裂肌這麼深化鑽研？筆者一直在思索著運動和肌肉訓練對人的日常這麼重要，那麼什麼樣的運動可以細化到脊椎？於是從日常生活的動作和脊柱的關節角度去觀察，進而發現每個關節都是個小螺絲釘，而每個小螺絲釘的啟動，帶動了中層肌肉群和前層肌肉群大肌肉，產生視覺上觀察到的動作。

　　回過頭來說，我們能從外觀一眼看到視覺上的大動作，而真正啟動這些動作的靈巧小關節是哪些肌肉群做到的？答案就是在脊骨與脊骨間的小脊肌群們。小脊肌群中，多裂肌（Multifidus muscle）由很多、很小、薄薄的肌束組成，這樣一組組的多裂肌束展延成整條脊柱最深層最強大的肌力，穩定每一節的脊骨銜接，維持椎間盤的平穩，並減少脊骨與椎間盤間磨損和退化。換言之，當多裂肌萎縮肌力不足、肌耐力不夠，無法支撐脊骨間的空間而擠壓神經，這時日常的痠痛就隨之而來。

脊椎的結構與功能

　　脊椎的主要功能包括「保護神經組織」、「支撐身體與平衡」和「控制活動功能」。脊椎由 33 塊脊椎骨組成，從頭骨下方延伸至尾骨，既靈活又堅固，也能夠對抗地心引力並支撐身體絕大部份的重量。

脊椎中活動頻率最大的是前 7 節脊椎，也稱為「頸椎」，左右旋轉、低頭或是後仰頭部的動作，都由頸椎之間的關節控制。

下背部位的 5 節「腰椎」承受全身最多重力，也因受力最大，其痠痛發生率最高。

頸椎以下的 12 節為「胸椎」，有穩定平衡作用，同時能連結肋骨與胸骨形成胸廓，保護心肺器官。

脊椎的最尾段分為「薦椎」與「尾椎」，其中 5 塊薦椎癒合成 1 塊薦骨，3-5 塊尾椎癒合成 1 塊尾骨。

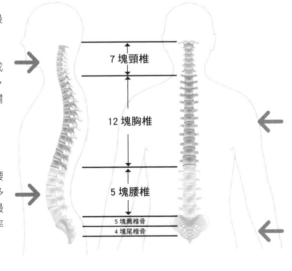

7 塊頸椎

12 塊胸椎

5 塊腰椎

5 塊薦椎骨
4 塊尾椎骨

骨骼系統

　　因為脊柱的支撐，有良好的靜態平衡與動態平衡（註），才可發揮最大骨架平衡功能，人類才能直立而行或旋轉身體。人體的骨骼系統由 206 塊骨頭及超過兩百個關節所組成，80 塊中軸骨骼與 126 塊附肢骨骼加總，約佔成年人體重的 20%；而人體的骨骼可按其所在位置分成中軸骨（Axial skeleton）及四肢骨（Appendicular skeleton）。

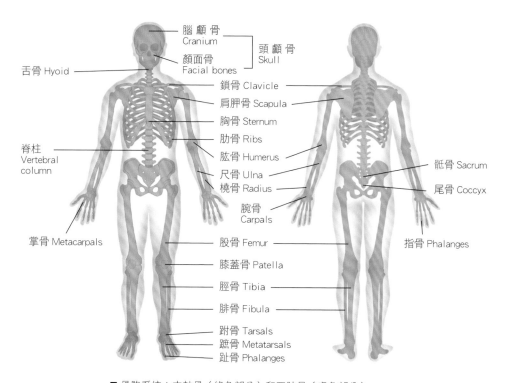

腦顱骨 Cranium
顏面骨 Facial bones
頭顱骨 Skull
舌骨 Hyoid
鎖骨 Clavicle
肩胛骨 Scapula
胸骨 Sternum
肋骨 Ribs
肱骨 Humerus
脊柱 Vertebral column
尺骨 Ulna
橈骨 Radius
腕骨 Carpals
骶骨 Sacrum
尾骨 Coccyx
掌骨 Metacarpals
指骨 Phalanges
股骨 Femur
膝蓋骨 Patella
脛骨 Tibia
腓骨 Fibula
跗骨 Tarsals
蹠骨 Metatarsals
趾骨 Phalanges

■ 骨骼系統：中軸骨（綠色部分）和四肢骨（膚色部分）

註：靜態平衡是身體不動時，維持身體某種姿勢一段時間的能力，例如站立、單腳站立、倒立。動態平衡則是身體在空間中移動時維持控制身體姿勢的能力，此時動作重心會不斷改變，例如游泳、溜冰、跳彈簧床都需要動態平衡能力。

中軸骨

顱骨（Skull）

顱骨主要由頭蓋骨（Cranial bones）及面骨（Facial bones）組成，當中還有6塊聽小骨及1塊舌骨。

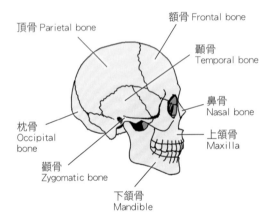

頂骨 Parietal bone
額骨 Frontal bone
顳骨 Temporal bone
鼻骨 Nasal bone
上頜骨 Maxilla
枕骨 Occipital bone
顴骨 Zygomatic bone
下頜骨 Mandible

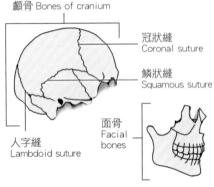

顱骨 Bones of cranium
冠狀縫 Coronal suture
鱗狀縫 Squamous suture
人字縫 Lambdoid suture
面骨 Facial bones

椎骨（Vertebral column, Spine）

椎骨包括7塊頸椎（Cervical vertebrae），12塊胸椎（Thoracic vertebra），5塊腰椎（Lumbar vertebrae），1塊骶骨（Sacrum）和1塊尾骨（Coccyx）。人類幼兒時有5塊骶骨和4塊尾骨，成年後5塊骶骨和4塊尾骨分別融合成1塊骶骨和1塊尾骨。

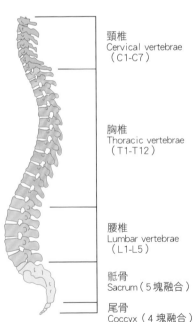

頸椎 Cervical vertebrae（C1-C7）
胸椎 Thoracic vertebrae（T1-T12）
腰椎 Lumbar vertebrae（L1-L5）
骶骨 Sacrum（5塊融合）
尾骨 Coccyx（4塊融合）

胸骨（Sternum）和肋骨（Ribs）

胸骨居中在胸腔正前方，12 對肋骨構成胸廓的主要部分。第 1-7 對肋骨以肋軟骨與胸骨相連，稱為真肋（True ribs）或椎骨胸骨肋骨（Vertebrosternal ribs）。第 8-12 對肋骨稱為懸肋（Floating ribs）或椎骨肋骨 （Vertebral ribs）。第 8-10 對肋軟骨上下相連，形成肋弓；唯有肋骨第 11 和 12 對肋軟骨游離與胸骨不相連。

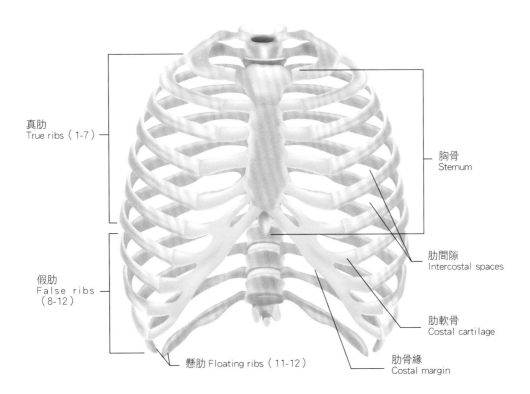

真肋
True ribs（1-7）

假肋
False ribs
（8-12）

懸肋 Floating ribs（11-12）

胸骨
Sternum

肋間隙
Intercostal spaces

肋軟骨
Costal cartilage

肋骨緣
Costal margin

四肢骨

　　四肢骨分為上肢骨（Upper extremities）和下肢骨（Lower extremities）。上肢骨64塊包括肩胛骨（Scapula）、鎖骨（lavicle 或 Collarbone）和尺骨（Ulna）、橈骨（Radius）、腕骨（Carpals）、掌骨（Metacarpus）、指骨（Phalanges）。下肢骨有62塊包括髖骨（Hip bones）、股骨（Femur）、膝蓋骨（Patella）、脛骨（Tibia）、腓骨（Fibula）、跗骨（Tarsals）、蹠骨（Metatarsals）、趾骨（Phalanges）。

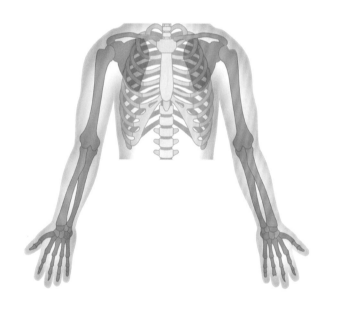
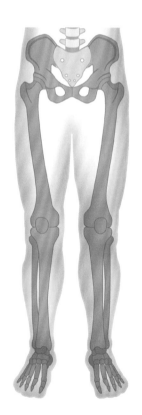

■ 上肢骨（左）與下肢骨（右）

人體的骨骼組成

骨骼系統		部位	數量
中軸骨	顱骨	含聽小骨及舌骨	29 塊
	椎骨	頸椎（7） 胸椎（12） 腰椎（5） 骶骨（1） 尾骨（1）	26 塊
	肋骨		12 對
	胸骨		1 塊
四肢骨	上肢骨	含肩胛骨及鎖骨	64 塊
	下肢骨	含骨盤	62 塊

■ 成人的骨頭有 206 塊，兒童卻超過 300 塊，因兒童骶骨有 5 塊，成年後合成 1 塊；兒童髂骨、坐骨和恥骨各有 2 塊，成年後合成為髖骨 2 塊。

神經系統

　　脊椎系統保護著負責大腦重要傳輸訊息功能的神經系統，分為中樞神經系統（Central nervous system, CNS）和周邊神經系統（Peripheral nervous system, PNS）兩大類。因為複雜的神經纖維活化並連結這兩個神經系統，我們才能因應生活與職場環境變化，而產生調適的體況反應。

人類的神經系統分類

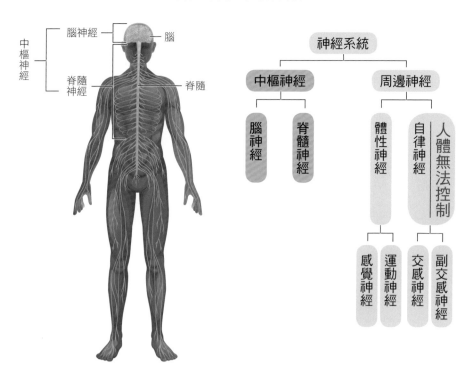

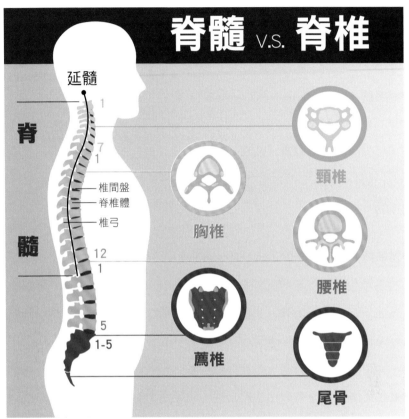

脊髓 V.S. 脊椎

延髓

脊

髓

椎間盤
脊椎體
椎弓

1

7
1

12
1

5
1-5

頸椎

胸椎

腰椎

薦椎

尾骨

■ 中樞神經系統包含腦與脊髓，上接腦的延髓，下至腰椎第 1 節與第 2 節之間。腰椎第 2 節以下屬於周邊神經。

中樞神經系統

　　中樞神經系統分為大腦（Brain）和脊椎（Spinal cord）。正常成人的大腦約有 1.3 至 1.4 公斤重，也包含上千億的神經細胞（Nerve cell, Neuron）以及超過兆量計算的神經膠質細胞（Glial cell）。成年人的脊髓重約 35 至 40 公克，長約 43 至 45 公分。脊髓外圍有著堅硬的脊椎骨（Vertebral column）為保護和支撐脊髓的作用，其長度約有 70 公分。

周邊神經系統

周邊神經系統分為兩個部份：軀體神經系統與自主神經系統。

軀體神經系統（Somatic nervous system）

軀體神經系統中的感覺神經纖維（Sensory nerve fibers）可將身體各部位的感覺器官所搜集到的視覺、嗅覺、味覺、觸覺等資訊傳送到大腦或脊髓；運動神經纖維（Motor nerve fibers）則負責將中樞神經系統下達的命令傳到骨骼肌，以產生所需的運動。

自主神經系統（Antonomic nervous system）

自主神經系統包含了交感神經系統（Sympathetic nervous system）與副交感神經系統（Parasympathetic nervous system）。其功能主要在調控內臟的平滑肌運動，以及內分泌腺體產生內分泌激素。交感神經興奮就像「急驚風」，例如上台演講或比賽，此時心臟搏動加速，血液循環增快，呼吸頻率加強，汗腺分泌增多，骨骼肌的微血管擴張，速率增加比平常快，以便應付實際狀況。而副交感神經就像「慢郎中」，會抑制某些器官或系統的不必要活動，例如休息時副交感神經興奮，各器官的活動穩定回復正常。

脊椎對應的人體臟器

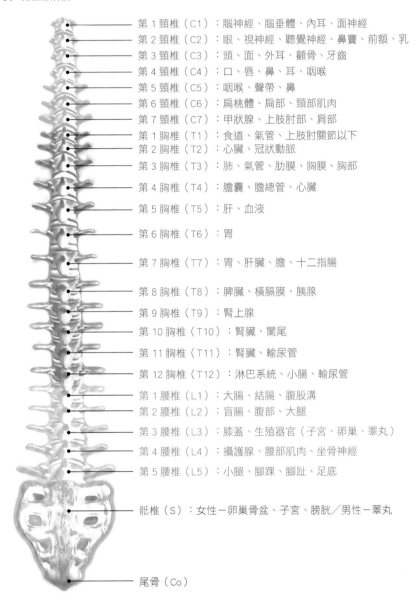

第 1 頸椎（C1）：腦神經、腦垂體、內耳、面神經

第 2 頸椎（C2）：眼、視神經、聽覺神經、鼻竇、前額、乳

第 3 頸椎（C3）：頭、面、外耳、顴骨、牙齒

第 4 頸椎（C4）：口、唇、鼻、耳、咽喉

第 5 頸椎（C5）：咽喉、聲帶、鼻

第 6 頸椎（C6）：扁桃體、扁部、頸部肌肉

第 7 頸椎（C7）：甲狀腺、上肢肘部、肩部

第 1 胸椎（T1）：食道、氣管、上肢肘關節以下

第 2 胸椎（T2）：心臟、冠狀動脈

第 3 胸椎（T3）：肺、氣管、肋膜、胸膜、胸部

第 4 胸椎（T4）：膽囊、膽總管、心臟

第 5 胸椎（T5）：肝、血液

第 6 胸椎（T6）：胃

第 7 胸椎（T7）：胃、肝臟、膽、十二指腸

第 8 胸椎（T8）：脾臟、橫膈膜、胰腺

第 9 胸椎（T9）：腎上腺

第 10 胸椎（T10）：腎臟、闌尾

第 11 胸椎（T11）：腎臟、輸尿管

第 12 胸椎（T12）：淋巴系統、小腸、輸尿管

第 1 腰椎（L1）：大腸、結腸、腹股溝

第 2 腰椎（L2）：盲腸、腹部、大腿

第 3 腰椎（L3）：膝蓋、生殖器官（子宮、卵巢、睪丸）

第 4 腰椎（L4）：攝護腺、腰部肌肉、坐骨神經

第 5 腰椎（L5）：小腿、腳踝、腳趾、足底

骶椎（S）：女性－卵巢骨盆、子宮、膀胱／男性－睪丸

尾骨（Co）

■ 人體的脊椎與臟器通過神經和血管緊密相連，脊椎不僅直接影響臟器的功能，也能反映出人
　體各個器官的狀況。

　　現今常見的脊椎疾病分為幾大類症狀：頸僵、背痠、腰痛，合併有頭暈噁心、手腿發麻、下肢疼痛、行走困難等合併症。從兒童到銀髮族，在不同的身體狀況或身理階段，都會有各專業群一起照護和指導。

脊椎節段對應的常見病症

脊椎節段	對應常見病症
C1	眩暈、頭痛、落枕、頸項僵硬、頭昏沉、嗜睡、頸源性高血壓病、腦供血不足、眼冒金星、眼花、斜視、視力下降、失眠、口歪眼斜、倦怠、健忘、神經痛
C2	眩暈、偏頭痛、耳鳴、耳聾、胸悶、心跳過快、視力下降、眼乾澀、眼痛、斜視、原發性高血壓病、失眠、嗜睡、口歪眼斜、腦供血不足、腦震盪、過敏性鼻炎、咽喉炎
C3	偏頭痛、神經痛、咽喉部異物感、頸痛、胸悶、牙痛、痤瘡、濕疹、腦供血不足、腦震盪、耳鳴、耳聾、過敏性鼻炎、打嗝、血壓異常、甲狀腺功能亢進
C4	偏頭痛、口腔潰爛、中耳炎、耳聾、耳鳴、咽喉部異物感、胸悶、打嗝、腦供血不足、腦震盪、鼻炎、胃痛、牙痛、三叉神經痛、甲狀腺功能亢進
C5	偏頭痛、腦供血不足、腦震盪、五十肩、咽喉炎、眩暈、視力下降、耳鳴、耳聾、心動過速或過緩、上臂痛或下肢癱瘓、手指麻木、打嗝
C6	偏頭痛、腦供血不足、頸部僵硬疼痛、上肢外側麻痛、低血壓、心律失常、扁桃體炎、氣管炎、哮喘、耳鳴、耳聾
C7	腦供血不足、低血壓、甲狀腺疾患、心律失常、頸肩部不適、上肢內側麻痛、手指麻木
T1	上臂後側痛、肩胛部痛、手指麻木、支氣管炎、支氣管哮喘、咳嗽、左上胸痛、心慌、心悸、胸悶、胸痛
T2	心臟病、氣喘、支氣管炎、支氣管哮喘、咳嗽、胸痛、胸悶、心慌、心悸
T3	感冒、肺炎、氣喘、咳嗽、胸膜炎、胸痛、胸悶

T4	膽囊炎、膽石症、黃疸、帶狀皰疹、胸壁痛、胸痛、胸悶、氣喘、心絞痛、打嗝、乳房痛、乳腺增生
T5	肝病、發燒、胸壁痛、胸悶、胸痛、氣喘、乳房痛、低血壓、貧血
T6	胃痛、胃炎、胃潰瘍、肝區痛、上腹脹痛、糖尿病、肋肩痛、慢性膽囊炎、膽石症
T7	十二指腸潰瘍及第 6 胸椎症狀
T8	免疫功能低下、打嗝及第 6 胸椎症狀
T9	胃痛、上腹脹痛、消化不良、糖尿病、慢性膽囊炎、過敏、蕁麻疹
T10	腎病、動脈硬化、腹脹、腹痛、消化不良、糖尿病、慢性膽囊炎、卵巢炎、睪丸炎、子宮炎
T11	胃痛、肝區痛、胰腺炎、糖尿病、消化不良、腎病、排尿異常、尿路結石
T12	腹脹痛、腹瀉、腎炎、腎結石、風濕、不孕症及第 11 胸椎症狀
L1	便祕、疝氣、胰腺炎、大腿前側痛及第 12 胸椎症狀
L2	腸痙攣、腰痛、腹痛、闌尾炎、糖尿病、排尿異常、大腿麻痛、靜脈曲張
L3	腰痛、腹痛、月經不順、痛經、小產、夢遺、早洩、陽痿、頻尿、膝痛
L4	便祕、急性腰扭傷、坐骨神經痛、排尿困難及第 3 腰椎症狀
L5	下肢循環不良、急性腰扭傷、關節炎、排尿異常、攝護腺炎、夢遺、陽痿、早洩、子宮炎、月經不順、痛經、脊椎側彎症
S	骶關節炎、排尿異常、子宮炎、攝護腺炎、脊椎側彎症、性功能障礙
Co	尾骨痛、性功能障礙、腰痛、坐骨神經痛、下肢麻木疼痛、女性不孕症、月經不順、肛腸病

關節與肌肉群運動範圍

　　講到痠痛，脊柱的背肌群扮演著重要腳色。許多人原有肩頸痠、下背痛、駝背等老毛病，加上因科技進步而改變生活習慣，又增加更多與背肌相關的文明病。肌肉數量多達一百多條，可分為淺層肌、中層肌、深層肌，透過下表，能完整了解身體各部位的肌肉構造，以及該部位關節與肌肉群運動的主要範圍，包括脊柱、背部、胸部、腹部、上肢、下肢和骨盆。

脊柱－移動脊柱的肌肉

肌肉			起端	止端	作用	神經支配
腹直肌			• 恥骨 • 恥骨聯合	• 第 5-7 肋軟骨 • 胸骨劍突	• 脊椎柱彎曲 • 壓縮腹部 • 助於排便、排尿、用力呼氣及分娩	第 7-12 胸脊神經
腰方肌			髂骨嵴	• 第 12 肋骨 • 第 1-4 腰椎	脊柱向兩側彎曲	• 第 12 胸神經（肋下神經） • 第 1 腰神經
薦棘肌	髂肋肌群	腰髂肋肌	髂骨嵴	第 7-12 肋骨	腰部脊椎的伸展	腰神經背枝
		胸髂肋肌	第 7-12 肋骨	第 1-6 肋骨	保持脊椎直立姿勢	胸神經背枝
		頸髂肋肌	第 1-6 肋骨	第 4-6 頸椎橫突	頸部脊椎的伸展	頸神經背枝
	最長肌群	胸最長肌	腰椎的橫突	• 所有胸椎 • 上腰椎 • 第 9-10 肋骨	胸部脊椎的伸展	脊神經背枝
		頸最長肌	第 4-5 胸椎橫突	第 2-6 頸椎橫突	頸部脊椎伸展	脊神經背枝
		頭最長肌	第 1-4 胸椎橫突	顳骨乳突	• 頭部伸展 • 頭旋轉到對側	中頸神經及下頸神經背枝
	棘肌群(註)	胸棘肌	• 下半部胸椎棘突 • 上半部腰椎棘突	上半部胸椎棘突	脊柱的伸展	脊神經背枝

註：棘肌群中尚有其他較小的肌肉附著在脊椎骨突起處，以幫助脊椎移動。

背部－移動上肢的背部肌肉

肌肉	起端	止端	作用	神經支配
斜方肌	• 枕骨 • 項韌帶 • 第 7 頸椎 • 胸椎棘突	• 鎖骨 • 肩峰 • 肩胛棘	• 鎖骨上提 • 肩胛骨上提、內收、下放 • 頭部後仰	• 第 11 對腦神經 • 第 3、4 對頸神經
前鋸肌	第 1-8 肋骨	肩胛骨內側緣及下角	• 固定肩胛骨 • 肋骨上提 • 肩胛骨旋轉	長胸神經
闊背肌	• 第 7-12 胸椎棘突 • 腰椎棘突	肱骨的結節間溝	• 上臂伸展、內收、內旋 • 肩胛向下、向後拉	胸背神經
提肩胛肌	第 1-4 頸椎橫突	肩胛骨內側緣內部	肩胛骨上提	肩胛背神經
大菱形肌	第 2-5 胸椎棘突	肩胛內側緣（肩胛棘以下）	• 內收肩胛骨 • 肩胛骨略向上旋轉	肩胛背神經
小菱形肌	第 6-7 胸椎棘突	肩胛內側緣（大菱形肌上方）	• 內收肩胛骨 • 肩胛骨略向上旋轉	肩胛背神經
肩胛下肌	肩胛下窩	肱骨小結節	上臂的內收及內旋	肩胛下神經
棘上肌	肩胛棘上窩	肱骨大結節	上臂外展	肩胛上神經
棘下肌	肩胛棘下窩	肱骨大結節	上臂外旋	肩胛上神經
大圓肌	肩胛骨下角	肱骨小結節	上臂伸展、內收及內旋	肩胛下神經
小圓肌	肩胛骨下緣	肱骨大結節	上臂外旋	腋神經

胸部肌群

肌肉		起端	止端	作用	神經支配
淺層肌群	胸大肌	▪ 鎖骨 ▪ 胸骨 ▪ 第 2-6 肋軟骨	肱骨大結節	上臂屈曲、內收及內旋	▪ 內胸神經 ▪ 外胸神經
	胸小肌	第 3-5 肋軟骨	肩胛骨的喙突	▪ 肩胛骨下放 ▪ 肩胛骨固定時可上提肋骨	內胸神經
	前鋸肌	第 1-8 肋骨	肩胛骨內側緣及下角	▪ 固定肩胛骨 ▪ 肋骨上提 ▪ 肩胛骨旋轉	長胸神經
	鎖骨下肌	第 1 肋骨	鎖骨外側部下表面	鎖骨下放	鎖骨下神經
深層肌群	外肋間肌	上面肋骨下緣	下面肋骨上緣	吸氣時使肋骨上提增加胸腔吸氣量	肋間神經
	內肋間肌	下面肋骨上緣	上面肋骨下緣	用力呼氣時可拉近相鄰的肋骨，減少胸腔體積	肋間神經
	橫膈膜	▪ 胸骨劍突 ▪ 第 7-12 肋軟骨 ▪ 腰椎	橫膈中央肌腱	▪ 形成胸腔底板 ▪ 吸氣時將中央肌腱往下拉，增加胸腔容量	▪ 膈神經 ▪ 肋間神經

腹部－前腹壁肌肉

肌肉		起端	止端	作用	神經支配
中央肌群	腹直肌	• 恥骨 • 恥骨聯合	• 第 5-7 肋軟骨 • 胸骨劍突	• 脊柱彎曲 • 壓縮腹部，助於排便、排尿、用力呼吸及分娩	第 7-12 胸神經
腹側肌群	腹外斜肌	第 5-12 肋骨	• 髂骨棘 • 白線 • 胸骨劍突 • 恥骨聯合	• 兩側同時收縮可壓縮腹部，幫助呼吸 • 脊柱側彎	• 第 7-12 胸神經 • 髂腹下神經
	腹內斜肌	• 髂骨 • 鼠蹊韌帶 • 胸腰筋膜	• 第 9-12 肋軟骨 • 胸骨劍突 • 白線		• 第 7-12 胸神經 • 髂腹下神經 • 髂腹股溝神經
	腹橫肌	• 髂骨 • 鼠蹊韌帶 • 腰筋膜 • 第 7-12 肋軟骨	• 劍突 • 白線 • 恥骨	壓縮腹部可幫助呼吸	

上肢－移動前臂的肌肉

肌肉	起端	止端	作用	神經支配
三角肌	▪ 鎖骨 ▪ 肩峰 ▪ 肩胛棘	肱骨的三角肌粗隆	上臂的外展、屈曲及伸展	腋神經
肱二頭肌	▪ 長頭：關節盂上粗隆 ▪ 短頭：肩胛骨喙突	▪ 橈骨粗隆 ▪ 二頭肌腱膜	▪ 前臂屈曲 ▪ 上臂屈曲	肌皮神經
肱肌	肱骨前表面	▪ 尺骨冠狀突 ▪ 尺骨粗隆	前臂屈曲	▪ 肌皮神經 ▪ 橈神經
喙肱肌	肩胛骨喙突	肱骨幹的內表面中央	上臂屈曲及內收	肌皮神經
肱三頭肌	▪ 長頭：肩胛骨關節下粗隆 ▪ 外側頭：橈神經溝上面，肱骨外側及後表面 ▪ 內側頭：橈神經溝以下	尺骨鷹嘴突	▪ 前臂伸直 ▪ 伸展上臂	橈神經
肱橈肌	肱骨髁上髁	橈骨莖突	前臂屈曲	橈神經
肘肌	肱骨外側上髁	尺骨幹上部及鷹嘴突	前臂伸直	橈神經
旋前圓肌	▪ 肱骨內側上髁 ▪ 尺骨冠狀突	橈骨幹中部外側面	前臂旋前	正中神經
旋前方肌	尺骨幹之遠側部分	橈骨幹的下半部	前臂旋前及轉動	正中神經
旋後肌	▪ 肱骨外側上髁 ▪ 尺骨	橈骨斜線	前臂旋後及掌面向上	橈神經

下肢－移動大腿的肌肉

肌肉		起端	止端	作用	神經支配
腰大肌		腰椎體部及橫突	股骨的小轉子	• 大腿彎曲、外旋 • 脊柱彎曲	第 2、3 腰神經
髂骨肌		髂骨窩	腰大肌肌腱	大腿彎曲、外旋	股神經
臀大肌		• 髂骨 • 薦骨 • 尾骨 • 薦骨棘肌腱膜	• 闊肌膜的髂骨脛束 • 股骨的大轉子	大腿伸展、外旋	臀下神經
臀中肌		髂骨	股骨大轉子	大腿外展、內旋	臀上神經
臀小肌		髂骨	股骨大轉子	大腿外展、內旋	臀上神經
闊筋膜張肌		髂骨嵴	髂脛束	大腿彎曲、外展	臀上神經
內收 肌群	內收長肌	恥骨前方	股骨粗線	大腿內收、 旋轉、彎曲	閉孔神經
	內收短肌	恥骨下枝			
	內收大肌	• 恥骨下枝 • 坐骨粗隆		• 大腿內收 • 大腿彎曲 （前面部分） • 大腿伸直 （後面部分）	• 閉孔神經 • 坐骨神經
恥骨肌		恥骨上枝	股骨恥骨肌線	大腿內收、 旋轉、彎曲	• 股神經 • 閉孔神經
股薄肌		恥骨下枝	脛骨內側上方	• 大腿內收、彎曲 • 小腿彎曲	閉孔神經
梨狀肌		薦骨前外側	股骨大轉子	大腿外展、外旋	第 1、2 薦神經

下肢－作用於小腿的肌肉

肌肉		起端	止端	作用	神經支配
股四頭肌	股直肌	髂骨前下棘	膝蓋骨上緣	• 大腿彎曲 • 小腿伸展	股神經
	外側廣肌	骨股大轉子及粗線	• 膝蓋骨上緣及兩側 • 以膝蓋韌帶終止於脛骨粗隆	小腿伸展	
	中間廣肌	股骨幹前面			
	內側廣肌	股骨粗線			
股二頭肌	長頭	坐骨粗隆	腓骨頭	• 大腿伸展 • 小腿彎曲	脛神經
	短頭	股骨粗線		小腿彎曲	腓神經
半腱肌		坐骨粗隆	脛骨體內側上方	• 大腿伸展 • 小腿彎曲	脛神經
半膜肌		坐骨粗隆	脛骨內髁	• 大腿伸展 • 小腿彎曲	脛神經
縫匠肌		髂骨前上棘	脛骨體內側上方	• 大腿彎曲、外旋 • 小腿彎曲	股神經

下肢－足部及腳趾運動肌肉

肌肉	起端	止端	作用	神經支配
腓腸肌	股骨內、外側上髁	以跟腱附於跟骨	足底彎曲	脛神經
比目魚肌	▪ 腓骨頭 ▪ 脛骨內緣	以跟腱附於跟骨	足底彎曲	脛神經
腓骨長肌	▪ 腓骨頭及體部 ▪ 脛骨外髁	▪ 第 1 蹠骨 ▪ 第 1 楔狀骨	足底彎曲、外翻	淺腓神經
腓骨短肌	腓骨體部	第 5 蹠骨	足底彎曲、外翻	淺腓神經
第 3 排骨肌	腓骨下方	第 5 蹠骨底	▪ 足背彎曲 ▪ 足底外翻	深腓神經
腓骨前肌	▪ 脛骨外側上髁 ▪ 脛骨體	▪ 第 1 蹠骨 ▪ 第 1 楔狀骨	▪ 足背彎曲 ▪ 足底內翻	深腓神經
腓骨後肌	▪ 脛骨 ▪ 腓骨之間 　骨間膜	▪ 第 2-4 蹠骨 ▪ 舟狀骨 ▪ 楔狀骨 ▪ 方形骨	▪ 足底彎曲、內翻	脛神經
屈趾長肌	脛骨	第 2-5 腳趾末節趾骨底	▪ 腳趾彎曲 ▪ 足底內翻	脛神經
伸趾長肌	▪ 脛骨外側上髁 ▪ 腓骨前緣	▪ 第 2-5 趾骨中節 ▪ 末節趾骨	▪ 腳趾伸展 ▪ 足背彎曲、外翻	深腓神經

骨盆－骨盆底與會陰部肌肉

肌肉	起端	止端	作用	神經支配
提肛肌	恥骨及坐骨棘	尾骨	▪ 支撐骨盆底部 ▪ 抵抗腹內壓 ▪ 肛門上提並縮小肛門開口	薦神經 S3-S4 及陰部神經的會陰分枝
尾骨肌	坐骨棘	▪ 薦骨下半部 ▪ 尾骨上部	▪ 支撐骨盆底部 ▪ 抵抗腹內壓 ▪ 肛門上提並縮小肛門開口	薦神經 S4 及陰部神經的會陰分枝
會陰淺橫肌	坐骨粗隆	會陰的中央腱	穩定會陰的中央腱	陰部神經的會陰分枝
球海綿體肌	會陰中央腱	泌尿生殖膈，男性陰莖或女性陰蒂的基部	▪ 尿道收縮 ▪ 陰道收縮 ▪ 陰莖勃起 ▪ 陰蒂勃起	陰部神經的會陰分枝
坐骨海綿體肌	坐骨及恥骨	▪ 男性的陰莖海綿體 ▪ 女性的陰蒂海綿體	▪ 維持陰莖勃起 ▪ 維持陰蒂勃起	陰部神經的會陰分枝
會陰深橫肌	坐骨枝	會陰的中央腱	幫助排出最後一滴尿意或精液	陰部神經的會陰分枝
尿道括約肌	坐骨枝及恥骨枝	▪ 男性的中間縫 ▪ 女性的陰道	▪ 關閉尿道 ▪ 壓迫男性的前列腺 ▪ 壓迫女性的大前庭腺	陰部神經的會陰分枝
肛門外括約肌	肛門恥骨縫	會陰的中央腱	▪ 肛道關閉 ▪ 肛門口緊縮	第 4 對薦神經及陰部神經的下直腸分枝

多裂肌

　　多裂肌（Multifidus muscle）顧名思義是由許多小束肌肉組成，在腰區最明顯最發達。從髂後上骨脊往上延伸到頸椎第 4 節（C4）關節突（Articular process）。起點位於腰椎乳突、胸椎橫突及頸椎關節突；止點在頸椎第 2 節以下棘突，對稱性在脊椎骨縫兩側。肌肉走向往上 2-4 節脊椎，從脊椎橫突連接到棘突上。多裂肌能夠維持脊柱的直立動作，並協同回旋肌、半脊肌共同作用，完成回旋和側屈的動作。

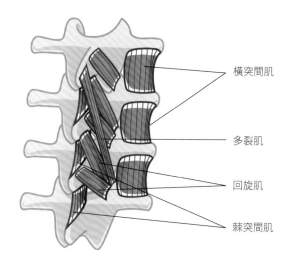

橫突間肌

多裂肌

回旋肌

棘突間肌

多裂肌執行的日常動作：

1 多裂肌穩定時維持軀幹正中姿勢

2 多裂肌兩側同時收縮頸部與身體往後伸展

3 多裂肌單側收縮頸部與身體側屈

4 多裂肌單側用力時會使脊椎轉向另一側

5 多裂肌兩側同時收縮骨盆前傾（例如翹屁股）

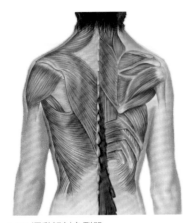

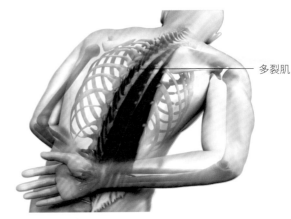

■ 3D 運動解剖多裂肌　　　　　　■ 背部伸展時的多裂肌

　　兒童的多裂肌長度約 0.5 公分，成人約 2 公分，多裂肌的肌梭（註1）本體感受器很精細，可以執行深層細微脊骨間的小動作，維持脊柱的穩定作用，是非常關鍵的肌肉群。此外，多裂肌在腰區的肌束特別發達，因此慢性腰痛常與多裂肌肌力功能消退有關。深層多裂肌耐力性及穩定能力變差，淺層的豎脊肌就會不堪重負。

　　從兒童到老年，軀體的姿勢、動作和運動過程中，脊柱小面關節（註2）會因受力過重或受力不平均、小脊肌群肌力或肌耐力不足，受到磨損、擠壓、變型，造成痠痛和發炎，嚴重會產生小脊骨關節退化，例如常見的下背痛就是因此引起。脊骨小關節周邊有多裂肌，近年研究發現多裂肌可能跟椎間盤相關病變有

註1：肌梭（Muscle spindle）是分布在骨骼肌肉內的梭狀小體，由結締組織包圍，並有感覺神經末梢纏繞，是一種感受肌肉長度變化或牽拉刺激的感受器。

註2：小面關節是位於脊椎後側的一對對細小關節，每一節脊椎有兩組小面關節，將脊椎連接在一起。其功用是協調動作與穩定脊椎。

關，每節神經分支會因小面積關節問題，產生感覺或動作神經傳遞的阻滯。

Hettinger（1961）研究發現，人類肌力最高峰時期為 20 至 30 歲，30 歲以後便逐漸趨緩，65 歲肌力平均約為 20 至 30 歲時的八成。肌耐力（Endurance）可因運動刺激或經常使用而增加；相對也隨著地心引力、年齡、疾病等因素，肌肉組織功能逐漸退化。

脊椎就像建築大樓，內在有肌肉（鋼索）、骨頭（鋼筋）、肌腱（避震器）、神經（水管）等連結在一起，缺一不可。如果肌力逐漸流失，退化也會跟著產生，因此多裂肌每一節小肌肉的彈性柔軟訓練顯得非常重要。脊骨與脊骨間的動作能帶動脊柱的靈活角度，肌肉訓練以及各節脊骨間的柔軟度鍛鍊有助維持良好體況，並遠離日常的痠痛、預防退化。

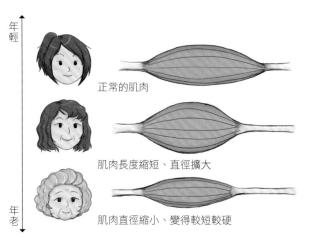

■ 從兒童到老年的多裂肌功能逐漸退化

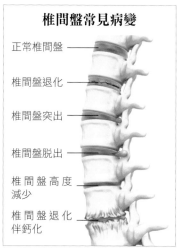

■ 椎間盤常見病變

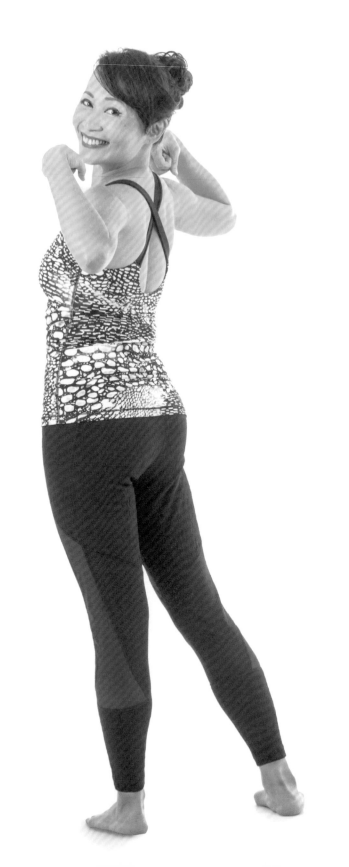

PART
4

脊椎運動比較
與健康效益

想保持良好的脊柱體態，肌力和肌耐力其實是關鍵因素！因此，除了iSEM脊動，瑜珈、太極、皮拉提斯等脊椎運動，都用不同的方式去訓練肌肉。當然，每個學派的關注範圍不一、著重角度不同，在百花齊放的各門各派中，只要能鎖定目標找到最適合自己的方式，任何運動都能為健康加分。

PART ④

肌力與肌耐力

肌力：肌肉對抗某種阻力時所發出力量，一般而言是指肌肉在一次收縮時所能產生的最大力量。

肌耐力：肌肉維持使用某種肌力時，能持續用力的時間或反覆次數。

日常中保持良好的肌力和肌耐力，對促進健康、預防傷害與提高工作效率有很大的幫助。有良好的脊柱體態，才可發揮最大骨架平衡功能，並透過肌肉系統提升血液循環和代謝。

當脊骨間的肌群肌力和肌耐力衰退時，背部肌群本身無法全天支撐上身重量和前傾角度，導致脊柱側彎、肌肉張力失衡，容易造成肌肉疲勞、脊骨空間緊縮而壓迫到神經，日常痠痛與神經緊張的負能量將接踵而至。

多裂肌肌群在脊骨間扮演重要的繩索角色，如果沒有好的肌力和肌耐力，如何支撐脊椎骨縫隙的空間、執行脊柱的靈巧日常動作呢？因此，提升脊柱肌肉群的肌肉適能（註）非常重要！一般訓練肌肉的方式可見右頁表格。

註：肌肉適能主要指肌力與肌耐力。

脊椎運動與多裂肌脊動比較

人們常見的各家體姿訓練派別都非常重視脊椎運動，包括 iSEM（脊椎多裂肌群）、瑜珈（靈修通體）、太極（丹田與下盤）、皮拉提斯（腹部核心）都積極推廣，可見龍骨對人體的重要性。以下彙整多裂肌運動與各家運動，以利大家在學習過程中，能依據自身體況找到合適的運動模式。

項目	原理	加強	效果	工具
iSEM 脊動	脊椎深層多裂肌群訓練。多裂肌長度兒童約 0.5 公分，成人約 2 公分，從神經學路徑與脊椎骨空間切入，訓練應有的深層肌肉力量和柔軟度，支撐全身中央體線位置。 透過脊椎中央線與身體力學指導，讓脊椎各關節與下肢關節能巧力搭配；利用雙手的槓桿平衡原理，讓脊椎省力，保持平衡；透過多裂肌肌群的肌耐力與肌力訓練，強化力量，活絡脊椎各關節間的微血管，活化神經傳遞。	1. 加強多裂肌肌力與肌耐力 2. 增加脊椎多裂肌延展性 3. 強化脊椎樞紐穩定度 4. 強化脊椎與下肢骨的平衡 5. 訓練每個椎骨連接點的靈活度 6. 呼吸系統擴張訓練 7. 深層按摩消化系統 8. 增強循環代謝	1. 維持身體對稱性 2. 增加脊椎的空間與多裂肌韌性，減少神經被脊椎骨壓迫而產生的疼痛 3. 頸椎訓練活化腦神經與免疫系統 4. 胸椎訓練增加血路循環以及肺擴氧量 5. 腰椎訓練減少下背痛與刺激消化系統蠕動 6. 尾椎訓練保持下肢平衡感，減少膝蓋與踝關節問題	1. 脊椎運動墊 2. 脊椎挺立帶 3. 骨盆穩定墊 4. 芳香

項目	原理	加強	效果	工具
YOGA 瑜珈	透過一系列肢體屈伸、扭轉開闔，並配合冥想調息，使身體、意識、心靈統合。 謙卑的運動練習引領修習者過著具整合性、活力、有意義的生活，進而求得身心靈的平衡發展、淨化身心，達到一種中庸的生活方式。	1. 矯正不正常的腺體以控制各種情緒，使身體正常發展。 2. 使身體富彈性 3. 平衡身心靈 4. 去除心靈中粗鈍的思想 5. 使心靈準備好，接受更精細更高層次的靈修	1. 減少炎症，增強免疫系統功能，改善慢性疾病相關的症狀，如第二型糖尿病、心血管疾病和癌症 2. 增進精神健康和情緒管理，減少抑鬱、壓力和焦慮	1. 瑜珈墊 2. 瑜珈球 3. 瑜珈柱 4. 瑜珈磚 5. 彈力帶 6. 健身球
TAICHI 太極	太極拳學是動靜、虛實、開合、吞吐、剛柔、攻守、奇正、上下、內外、左右、進退、陰陽矛盾的辯證學說，是一種「全身運動」和「交替運動」。主張「以意導氣，以氣運身」，強調身心放鬆。 「練意、練氣、練身」內外統一的內功拳運動，形成剛柔相濟，快慢有節、蓄髮互變，以內勁為統馭的獨特拳法。傳統運動中，太極拳即符合現代「均衡性運動」的觀念。	1. 提升肢體柔軟度 2. 加強身線的延展並強化關節的靈活度 3. 下盤操練，端正身架，可加強肌肉協調、強化神經系統整合 4. 促進身體機能的新陳代謝 5. 加強肌耐力，同時提高伸展性、身體的覺察力與平衡感	1. 促進健康體能 2. 改善心血管危險因子，如高血壓、糖尿病及高血脂 3. 促進血管內皮細胞功能，進而維持血管功能正常、血流順暢 4. 促進心肺功能、肌耐力、柔軟度及平衡性等健康體能要素	1. 太極球 2. 太極扇 3. 太極劍 4. 太極棍

項目	原理	加強	效果	工具
PILATES 皮拉提斯	來自德國的 Joseph Pilates（1880-1967）融合東西方養生法，發展出一套肌力、伸展與協調性運動，至今已八十餘年歷史。 「皮拉提斯運動」核心精髓包含呼吸、專注、控制、核心、精確、動作流暢等 6 個元素，是以鍛鍊身體核心為主的低衝擊性有氧運動，透過意志，配合呼吸引導肢體動作訓練核心肌群，具運動傷害的復健與預防、調整不良姿勢、訓練肌力與柔軟度、增強平衡與協調能力、加強身體核心的控制、減輕肩頸腰背痛問題、幫助集中注意力、舒緩壓力、雕塑修長緊實的體型等功能。	1. 均勻地強化各部位肌群及中心軸的動力 2. 在身體排列結構組織下，用心體會每塊肌肉的延展、收縮與控制 3. 加強人體核心肌群的力量 4. 改善或增加人體的協調、柔韌、平衡能力	1. 強化核心力量、整合身體骨骼 2. 使小腹平坦、雕塑身材、減少贅肉 3. 恢復身體能量和穩定性	1. 彈力帶 2. 彈力繩 3. 彈力球 4. 彈力環 5. 穩定椅 6. 弧形板 7. 梯桶

多裂肌訓練的重點

　　人的一生從 5 歲到老年，都必須面臨脊柱保健問題，例如青壯年期間會遇到職業傷害預防，孕期與產後媽媽會遇到體態照護等問題。脊柱系統由骨骼、神經、血液和肌肉系統組成，當脊柱傾斜或是體態不正確，連帶影響神經傳遞和血液運輸，不同的加壓點則形成不一樣的痠處或痛點，肌肉力量也會因為支撐不起脊骨間的縫隙，而讓脊骨疊在一起。當日常動作或工作時產生摩擦，使神經供養量不足、傳導受阻，疼痛因此而生，頸椎痠、胸椎悶、下背痛和腳麻痺等常見症狀隨之而來。

　　多裂肌緊緊維繫著每節脊骨，帶動整條脊椎肌肉的力量，就像兒童玩具的彈簧圈，輕輕拉動一端，整體隨之一圈一圈滾動。人體脊椎在直立時，多裂肌肌力平衡地收縮，讓脊骨維持正中；身體向前彎時，多裂肌拉開脊骨間縫隙，即為伸展，也是肌肉彈性訓練。無論進行任何多裂肌脊椎運動，一定會重複「收」跟「拉」兩種動作，以訓練多裂肌肌群的靈活度。以下是多裂肌訓練的 5 大重點：

1　**脊骨縫隙間的多裂肌肌力空間訓練：**預防骨刺增生與神經壓迫疼痛問題

2　**脊柱多裂肌肌耐力與肌肉彈性訓練：**延展背肌舒緩痠痛、增加循環代謝

3　**脊椎中央點與骨盆線標準化訓練：**減少錯誤肌肉動作、端正儀態姿勢

4　**脊柱血管循環提升訓練：**抗引力調理循環、深層按摩內臟組織

5　**脊椎曲線的身體力學與律動訓練：**透過地心引力訓練的阻力與抗阻力，增加肌肉彈性

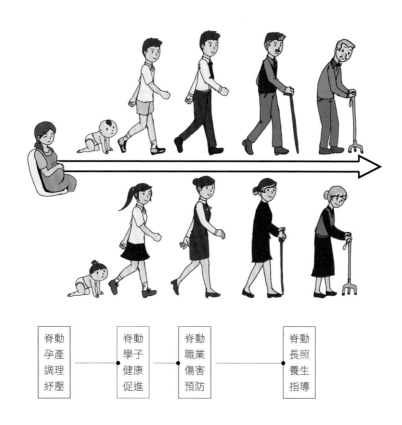

四大脊動領域

| 脊動孕產調理紓壓 | 脊動學子健康促進 | 脊動職業傷害預防 | 脊動長照養生指導 |

多裂肌運動學習方針

多裂肌運動在於訓練脊骨間的肌力與肌耐力，然而推廣多年以來，仍有許多學員不知道附著在脊椎上的肌肉需要從小保養。對自身體況和脊柱的肌力、肌耐力越清楚，就會越明白肌肉都需要訓練，差別在如何學習正確的訓練。這也是本書集結多年教學經驗和實際案例之目的所在：教導民眾正確保護自己的脊椎。

在我的脊椎運動課堂中，很多學員從前彎姿勢到站直身體，一起身就會頭暈；透過多裂肌肌耐力運動，無論從兒童到銀髮族，都能訓練到做這類動作時不會頭暈目眩。究其原因，要歸功於脊骨間微小的多裂肌群靈巧肌力動作。

　　身體前彎時的訓練部位是腰椎，此時肚子往天花板方向收縮，從腰椎到胸椎練習回捲挺直。這些脊椎動作並不是訓練大塊肌肉瞬間收縮，而是針對脊柱周圍約 0.5 公分到 2 公分的小肌肉群，如果將這些小肌肉群訓練好，讓小肌肉牽動中層肌肉，延伸到外層大塊背肌回捲挺直，對脊椎會相當省力，同時讓脊骨間縫隙一一打開，減緩長時間維持某姿勢的壓迫。

　　多裂肌運動的教學概念上，脊椎不是瞬間回捲的，而是透過小肌肉在滾捲時先收縮一節，接著第二節跟著被牽動，這也是脊椎本能的連貫動作，正是如此，練習各個區段的多裂肌能減緩不同部位的痠痛。

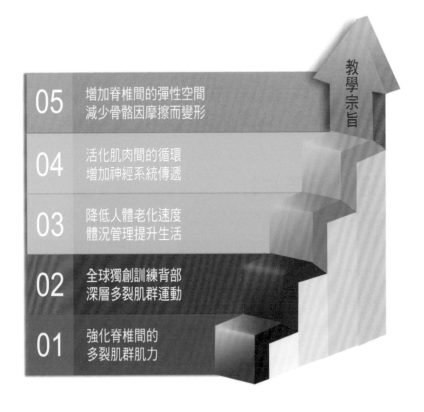

脊椎健康效益

1　動作延展多裂肌、增加空間、改善不適

2　分鐘帶動全身血液循環

3　分鐘療癒紓緩體感不適

60　分鐘活化循環與臟器機能

　　人的一生都在追求健康，透過簡易的「脊椎標準線」，以及「深層脊柱多裂肌肌群」抗地心引力拉提伸展，利用 1 分鐘就能舒緩肩頸不適，也讓任何年齡層、性別與職業類別都能「活到老，活動到老」。隨著身體年齡增加，機能逐漸下降，辛苦工作一輩子的人們，應該不分職場、居家、旅遊環境，隨時適當做運動，為身體保持足夠的肌肉力量，才能維持獨立自主活動的能力、擁有優質的生活。

強化心肺系統

　　從事一般有氧運動能提高人體「最大攝氧量」（註），適度刺激心臟可強化肺部、肌肉與血管等功能。多裂肌運動中，運用頸椎和胸椎脊骨間的靈巧動作，搭配深層呼吸、雙手槓桿拉提胸腔空間，能增加肺活量和氣體交換；雙手的動作則會帶動胸部肌群收縮與伸展，間接給心臟適量的刺激並強化其功能。

註：「最大攝氧量（VO2max）」是指從事最激烈運動時，每分鐘每公斤人體能攝取消耗氧氣的最大能力，以 ml/kg/min（毫升／公斤體重／分鐘）為單位。最大攝氧量是心肺耐力的重要指標，每個人都有不同限度，受到體重、性別、年齡、高度、遺傳與活動水準等因素影響。以一般 30-39 歲男性來說，40-47ml/kg/min 為普通值，同一標準的女性則為 34-41ml/kg/min；而運動員表現普遍較佳，國內運動選手以長距離跑者較高，男長跑優秀選手平均值約 63ml/kg/min，女長跑選手平均值約 56ml/kg/min。

維持肢體平衡、加強肌力

　　推廣運動多年下來，我針對老年防跌的運動有不同的見解：防跌運動不只老年人要學習，對孕婦、產後媽媽都是一門必修課題。維持好大腿肌力是最基本的防跌方法，但是脊椎的靈活和柔軟度不夠，神經傳導無法即時做出反射動作，同樣會讓人摔傷，輕則皮肉損傷，重則骨折、腦傷，甚至可能因此奪命。想要「保命防跌」，平時除了做有氧運動、肌力訓練，增加脊椎多裂肌靈活度的「平衡感」訓練也相當重要。

預防慢性下背痛

　　下背痛是種常見疾病，主因承受許多壓力，例如抱小孩、提重物、久坐、久站。多裂肌由薦椎內緣一路到頸椎第 2 節止點，每塊多裂肌由 5 個不同的肌束組成，雖然產生力矩（註1）能力相對較小，但對椎間盤有很好的支持和控制作用。人類的腰椎若沒有維持穩定的能力，非常容易垮掉或滑脫，因此刺激多裂肌的活性，進而增強脊柱穩定性、緩解或預防下背痛，是日常刻不容緩的目標。

增加腸胃蠕動

　　多裂肌運動的主要目的是預防下背痛，但其實做預防下背痛的運動同時，連帶也訓練了腹部肌肉群，帶動胸椎、腰椎和尾椎的中央線運動。運動時，為了讓兩側多裂肌群張力相同，雙手肘會有許多從肚臍到胸口的拉提和深彎動作，讓腸胃在規律的動作中受到擠壓和舒緩，可刺激胃腸自我蠕動按摩。

改善肌肉柔軟度

　　伸展可以促進肌肉放鬆，而多裂肌運動中伸展動作會反覆出現。藉由這些動作不斷收縮脊骨間的小肌肉群柔韌性，並減低臀屈肌、股四頭肌和其他附加到骨盆肌肉的壓力。同時，肌肉收縮產生的能量可減少毒素累積，提高微循環（註2）、增加背部肌群代謝量，從而減少疲勞。伸展時前彎動作彎得越低代表柔軟度越好，而柔軟度越好表示身體越健康。

提升免疫力

　　根據美國知名保健媒體《預防（Prevention）》雜誌報導，研究指出每天運動 30 至 45 分鐘，每週 5 天，持續 12 週後免疫細胞數目會增加。多裂肌運動的每個動作都會帶動頸椎，頸椎部位在長期運動下，血液循環變好、肌肉量彈性增加，也帶動「扁桃腺」的機能活躍。當秋冬季節細菌或病毒從口腔侵入時，醫生都會檢查扁桃腺，通過多裂肌頸椎運動可間接活化扁桃腺周邊血液循環。

　　此外，位於胸腔縱膈的「胸腺」是人體內細胞免疫中樞，其主要功能是調節 T 淋巴細胞比例及分泌胸腺激素，使人體保持細胞免疫功能，抵抗外來病菌。多裂肌運動有許多正中律動體位和呼吸導引法，都會大量牽動胸腔所有的肌肉群，深化到肋間肌的呼吸，並能帶動深層肋間肌活動，使周邊微循環刺激胸腺的分泌，間接促進健康、提高自身免疫能力。

註 1：力矩（Torque）就是扭轉的力。在物理學中，是作用力使物體繞著轉動軸或支點轉動的趨向。

註 2：微循環指微動脈與微靜脈之間微血管中的血液循環，是血液與組織細胞進行物質交換的場所，其基本功能是實現物質代換，向各組織細胞輸送養料，並運走代謝產物。

刺激下肢與末梢血循和神經

　　體循環、末梢循環、微循環都是由血液負責輸送氧氣和營養物質到全身重要器官，而多裂肌運動從啟動血液循環開始，便從頭帶動上肢指關節至腳底足弓關節同步律動，間接帶動大量脊柱大背肌運動。同時，運動能刺激大腦分泌多巴胺、血清素和去甲基腎上腺素（舊稱正腎上腺素），而這些神經傳導物質都與情緒有直接關連，能降低焦慮、減少負面情緒，是腦內的快樂因子。

提升睡眠品質

　　忙碌生活使現代人的交感神經（註）過度亢奮，成為自律神經失調的主因，「呼吸」則能趨緩並控制自律神經節律。多裂肌運動讓頸椎和胸椎位置對中，使其兩側肌肉群張力相同，也讓氣管的通道保持在中線；當進行雙手開展槓桿動作時，讓呼吸在「慢」中提升副交感神經作用，和緩心跳，恢復自律神經平衡機制。吸氣時交感神經較活絡，呼氣時換副交感神經佔優勢，穩定規律的運動可改善自律神經的功能。多裂肌運動並不會讓人喘不過氣，還可選擇站式、盤坐或是躺式，導引胸椎深層肌肉的深呼吸律動，活絡副交感神經，並把氧氣和營養運送到每個細胞。

提高生活品質

　　非外力或是退化造成的脊椎關節問題，例如免疫性疾病僵直性脊椎炎，因為慢性發炎造成關節軟組織（軟骨、韌帶、肌腱）逐漸硬化及鈣化，部份骨骼遭破壞後，與鈣化的軟組織沾黏，減低關節活動度，失去活動功能而僵直。透過前述案例可見，身體痠痛會造成生活品質每況愈下，更何況全球面臨高齡化社會，還可能延伸出更多失能問題。多裂肌運動可啟發人們從日常了解自身體況、痠痛、

疾症，針對最深層的小脊肌溫和且漸進式的運動模式，可減緩痠痛帶來的日常功能惡化、預防肌肉萎縮，更能增加關節活動度、提升生活品質。

延長壽命

根據發表在《美國腎臟醫學會期刊（Clinical Journal of theAmerican Society of Nephrology）》的研究指出，每小時只要起來走動兩分鐘，就可以抵銷久坐對身體的不良影響，並降低 33% 早死的風險。現代人工作、家事兩頭燒，其實只需短時間的輕度活動，如走路、上洗手間等，就足以讓每天久坐的人更長壽。多裂肌運動依據人體脊椎中線，針對每節脊骨和全身關節設計許多雙足站立就能完成的運動，不僅能隨時隨地執行，更帶動全身體循環和訓練肌力。

降低老化速率

強度過高的鍛鍊可能損傷身體，雖然劇烈運動能增強新陳代謝，但也意味著加快細胞分裂、加速老化，可能使身體過早老化，縮短壽命。講究「緩、慢、圓」能減緩細胞分裂、延長細胞壽命，因此東方氣功修煉日益受到重視，蔚然成風。近年不少公司及學校開始注重脊椎和體態，多裂肌運動將「緩、慢、圓」運動連結痠痛，透過鍛鍊脊骨間的小脊肌來調控副交感神經，心血管系統就會處於最佳循環狀態，帶給細胞非常好的修復能力。多裂肌運動對改善身體健康狀況效果顯著，人們對它的興趣也越來越大。

註：自主神經系統包括交感神經和副交感神經。如果以汽車作比喻，交感神經像油門、副交感神經像煞車，兩者作用相反卻相輔相成。交感神經在人感受到壓力或危險時，會啟動相關必要機能，例如心跳加速、血壓上升、呼吸變快、體溫增高，使人體保持警覺、提高專注力，積極反應外界的變換；副交感神經系統活動主要在放鬆和恢復時期，此時心率減慢、呼吸變淺、汗腺活動減少、瞳孔縮小、血糖降低，皮膚和內臟血流增加。人體自律神經的作用需要兩個系統調節，否則會導致「自律神經失調」。

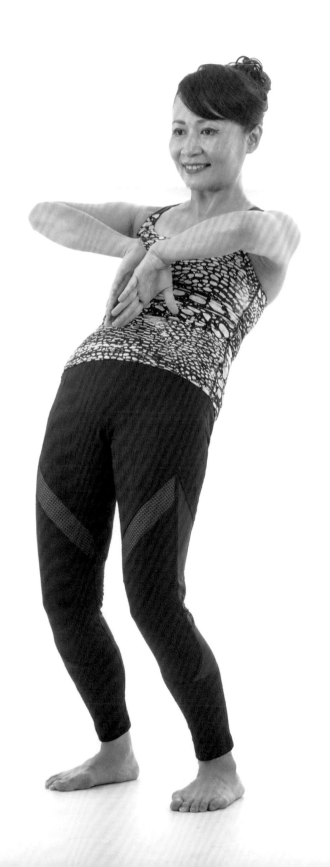

PART 5

多裂肌運動
教學

如何能精確訓練到多裂肌？你的痠痛狀況適合哪些動作？本章可說是全書的重頭戲，從基本式、頸椎、胸椎、腰尾椎到坐姿多裂肌運動，以圖文詳細介紹36個動作，一步步帶你訓練每一段脊椎深層的多裂肌，即便自己在家中練習都能輕鬆上手！

PART ⑤

初階多裂肌運動

　　要解決「痠痛的日常」，從多裂肌運動開始，提升肌肉適能、保持良好的肌力和肌耐力，對促進健康、在職場預防傷害、在家裡改善姿式、在學校調整儀態，以及提高工作和學習的效率都有很大的幫助。相反地，當肌力和肌耐力衰退時，肌肉本身無法勝任日常活動及緊張的工作負荷，容易產生肌肉疲勞及疼痛現象，身體狀況就會有出現警訊。

　　初學者學習多裂肌運動，第一時間都會問同一個問題：「不用任何重量或彈性的器材幫忙拉筋嗎？」事實上，多裂肌的長度兒童約 0.5 公分，成人約 2 公分，要訓練脊骨間的小脊肌和脊骨間關節的細微動作，肌力和肌耐力的「初階鍛鍊」並非一般傳統有氧或體適能的模式，需要循序漸進運用身體重力、地心引力等自然定律達到「初階鍛鍊」的效益，再依個人體況管理，包含：體重、生活、工作、飲食、運動、壓力和睡眠等多元面象，設計不同教學模式。

　　多裂肌的「肌力」是當人體做單次的肌力動作時，肌肉產生收縮的能力；「肌耐力」則是能夠持續較多次數肌力動作的能力。如果有效地訓練多裂肌肌力與肌耐力，兩者都能促進「肌肉生理功能」與「神經傳導效率」。

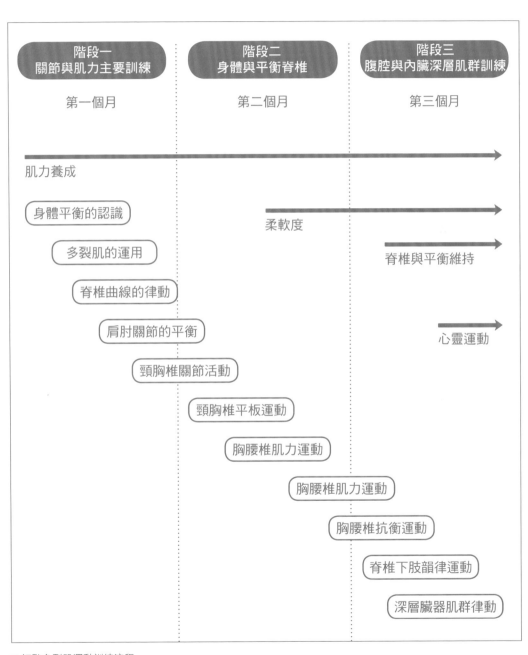

■ 初階多裂肌運動訓練流程

多裂肌運動的基礎概念

多裂肌運動原則

1 脊椎運動以「安全」為最高首要原則。

2 安全角度是以人體脊椎中線為基準的角度進行運動。

3 搭配脊椎運動墊，簡易掌握身體力學的中央點與角度。

多裂肌運動解剖學基礎

多裂肌活動面

矢狀面（Sagittal plane）：又稱「縱切面」，如箭矢射來的方向，由前而後，把人體分割成左右兩個均等的部分。該切面稱為「正中矢狀面」（Median plane 或 Median sagittal plane），而其餘平行切面則稱為「平行矢狀面」。

額狀面（Frontal plane）：又稱為「冠狀面」（Coronal plane），從左而右的切面，把人體分割成前側（Anterior）、後側（Posterior）兩個部分。

水平面（Horizontal Plane）：又稱「橫狀面」（Transverse plane），與地平行將人體分割成上側（Superior）、下側（Inferior）兩部分。

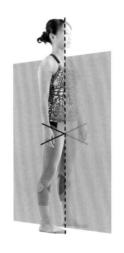 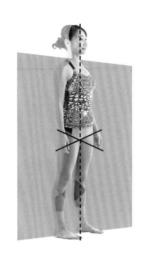 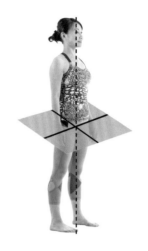

矢狀面	額狀面	水平面
（Sagittal plane）	（Frontal plane）	（Horizontal plane）

多裂肌運動活動軸

矢狀軸（Sagittal axis）：貫穿矢狀面，由前而後的軸線。身體以此為軸線左右移動（例如左側彎、右側彎）產生額狀面活動。

額狀軸（Frontal axis）：又稱「橫軸」，貫穿額狀面，由左至右的軸線。身體以此前後移動（例如前彎、後仰）產生矢狀面活動。

縱軸（Longitudinal axis）：與地面垂直由上而下的軸線。身體以此軸旋轉活動為水平面活動。

　　所有生活動作或工作姿勢軸線均以脊椎為中心，但因長期身體兩側肌力失衡，或是骨骼歪斜造成偏單側姿體，使脊椎中軸線或骨盆水平線產生不正確動作。透過多裂肌運動和人體標準線軸訓練，將可回復正確體況。

脊椎運動墊設計概念（ＸＹＺ軸）

1 為了能在學習多裂肌運動過程中把動作標準化，透過脊椎中線（A線）和骨盆水平線（B線）及腳掌平行線（C線），三線位置能清楚了解身體的姿勢。

2 輔助學習多裂肌運動時精確描述及溝通訓練項目。脊椎運動墊上的專利線條採用解剖學觀念，例如人體的活動面與活動軸，以便清楚地描繪身體的姿勢。

3 將脊椎傾角套用在 3D 空間中，有 X（水平面）、Y（矢狀面）、Z（額狀面）3 個軸向顯示，X 是左（-）右（+）、Z 是前（+）後（-）、Y 是上（+）下（-）。
搭配雙手的槓桿力學，能透過目測觀查學習前、後的變化，達到自我學習效益。

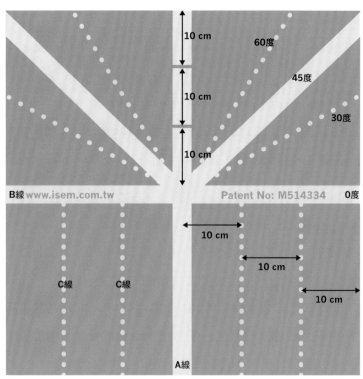

■ 自製脊椎運動墊：可裁切一個 60x60 公分大的紙張，再按圖示比例繪製，有助了解身體的姿勢。

脊椎運動墊標準站姿動作

　　脊動標準站姿有 3 種：脊椎中央線（A 線）、骨盆水平線（B 線）、腳掌平行線（C 線）。

脊椎中央線（A 線）

脊椎是由一連串骨頭緊密相連組成的椎骨，從上而下對正背部中央，由關節連接在一起；關節間透過多裂肌肌群串聯，讓脊椎間微型運動。從頸椎、胸椎、腰椎、尾椎、大腿、小腿、腳踝到腳掌，透過中央線的前彎柔軟度測量，可了解不同程度的肌肉緊度，也是全身後背肌群最大的伸展。

小叮嚀：青光眼、高血壓、血管疾病、暈眩症、孕婦、椎間盤突出、髖關節置換術等特殊身體狀況者，前引角度可從 30 度、45 度、90 度漸進式訓練。背側肌群過緊者可採其他方式評估，或以脊動墊的中央線位置做評估。

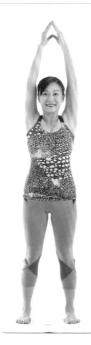

1 雙腳站立與肩同寬，膝蓋打直，兩手合掌上舉往向天花板方向上引，拉直背脊。

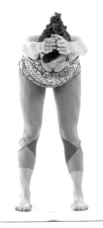

2 膝蓋不彎曲，背脊直立，指尖從天花板往地板方向慢慢向下平拉，使背肌與大腿成 90 度。

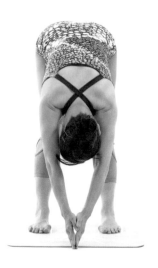

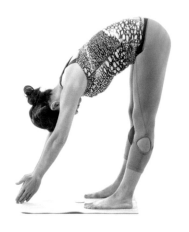

3 指尖碰觸雙腿之間脊椎運動墊的 A 線。雙手打直，頸椎胸椎、腰椎、尾椎垂直放鬆，讓地心引力自然牽引整個背部肌力。

側面圖

從腳跟、小腿、膝蓋、大腿到髖關節呈一直線；從尾椎、腰椎、胸椎、頸椎到頭頂的背側也呈一直線。雙手臂的內側緊靠耳朵，順著肩肘腕關節等處，指尖輕碰在脊椎運動墊的 A 線。

骨盆水平線（B 線）

骨盆由左右兩髖骨（每一髖骨是由髂骨、坐骨與恥骨 3 塊骨頭組合而成），以及薦椎和尾椎的椎體所組成的圓盆狀結構。血管、神經和淋巴管都在這裡延伸出分支；骨盆和大腿肌肉群負責使大腿往前走、後退、向兩側擺動。作用於薦椎和尾椎多裂肌和髖關節的拮抗肌群，必須站在解剖力學的平衡，讓下肢與骨盆維持在正常位置。

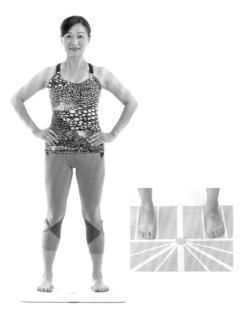

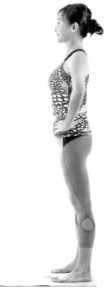

1 腳尖、腳趾、膝蓋與骨盆朝向正前方，與肩同寬，腳掌平行站立。

2 雙腳大姆指平行，指尖站立對齊 B 線。

腳掌平行線（C 線）

身體挺直站立，雙腳掌與肩同寬，腳尖朝前，腳掌內緣平行踩脊動墊，踝關節和小腿直線延伸，與地面垂直形成 90 度夾角。

小叮嚀：長期腳掌外八和內八者，初期練習只需要自然站立，雙腳站在對稱線上，找好腳跟與腳尖的位置點即可。

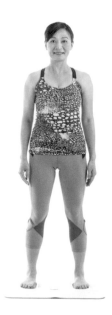

1 雙腳掌平行站立與肩同寬，腳掌內緣沿 C 線平行對齊。

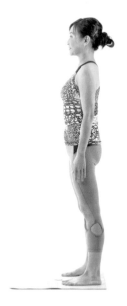

2 腳尖向前，腳掌中心輕鬆站立，膝蓋放鬆打直。

　　清楚了解多裂肌運動的基本觀念、工具和標準站姿後，就可以正式進入多裂肌運動的世界。在「開動」之前，先全覽各種動作如何分類，能讓你更清楚自己運動到身體哪些部位。「自己愛自脊，從多裂肌運動開始動起來！」

36 招多裂肌運動教學

多裂肌脊動 基本式	頸椎 多裂肌運動	胸椎 多裂肌運動	腰尾椎 多裂肌運動	坐姿初階 多裂肌運動
動作 1 合掌轉腕	動作 1 拉頸抬頭	動作 1 引脊平手	動作 1 稍息推腰	動作 1 後平展翅
動作 2 提肘上舉	動作 2 合掌拉頸	動作 2 窩胸併肘	動作 2 頂髖推腰	動作 2 後仰弧線
動作 3 開脊合掌	動作 3 枕頸環旋	動作 3 開肘窩胸	動作 3 曲腰回捲	動作 3 脊椎捲體
動作 4 平腕下轉	動作 4 環頸拉提	動作 4 圓肩開脊	動作 4 提膝引腰	動作 4 圓肩開脊（坐式）
動作 5 併肘窩胸	動作 5 雙腕引頸	動作 5 引脊拉背	動作 5 併肘捲脊	動作 5 雙腕推胸（坐式）
	動作 6 引頸疏活	動作 6 畫圓展胸	動作 6 開肩引脊	
		動作 7 畫圓挺脊	動作 7 雙腕頂膝	
		動作 8 雙腕推胸	動作 8 後腰拉脊	
		動作 9 胸脊開合	動作 9 推尾轉肩	
		動作 10 沉脊展胸	動作 10 下背舒脊	

動作 ① 合掌轉腕

☑ 訓練效果　長時間使用滑鼠、握筆寫字、滑手機、按計算機、哺乳以及繪圖等工作，手指和腕關節重複且過度運用，導致周圍神經受壓迫或神經傳導受阻，手掌的感覺與靈活度發生緊、脹、痛等情形。合掌轉腕可改善手臂及相關神經、肌肉因為過度疲勞造成的肌肉麻木情形。

☑ 訓練部位　訓練從指尖、腕、肘、肩、肩胛、胸椎等關節的肌肉、血管、神經扭轉舒展。

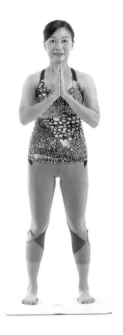

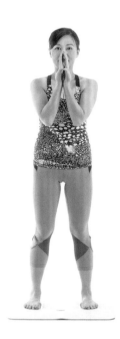

1　雙腳掌與肩同寬，腳尖大拇趾對齊在 B 線，身體挺直站立。手掌合併，指間向上高度對於在頸椎正中前方，雙肩放輕鬆，手臂內側輕夾兩側肋骨。

2　從指間慢慢旋轉到雙手背對貼，手背到手腕貼緊，脊椎保持垂直挺立。

☑ 難 易 度　★★★☆☆

☑ 訓練時間　3 分鐘

☑ 使用器材　脊椎運動墊

☑ 注意事項　長期有腕、肘、肩和胸椎各方問題者,可漸進式地訓練到手腕對
貼的位置。

☑ 小 提 醒　初期練習注意脊椎的正中線,運動過程盡量不要發生頸椎前傾或
聳肩動作。

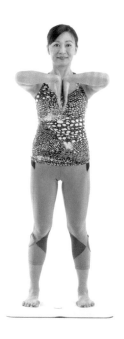

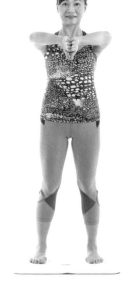

3 以中指為引導向下方翻轉,依序從
鼻尖→下巴→喉嚨→胸骨中間點,也
是頸椎到胸骨正前方。
手背旋轉過程中,手腕處貼緊,肩
膀放鬆成一個水平線,背部直立。

4 手指順著胸骨正前方延伸,維持
對貼併攏,保持手指、手腕、手
肘、肩關節型呈一個水平面與地
板平行。

動作 ② 提肘上舉

☑ 訓練效果　肩關節是人體活動度最大的關節，然而因為長期哺乳、文書工作，或是年長者少活動等日常習慣，人們很少將手臂上舉到超過肩膀的角度，使得棘上肌、棘下肌、肩胛下肌及小圓肌等 4 個緊密包覆著肩關節的肌肉組織（又稱「肩旋轉袖」）活動範圍越來越萎縮。提肘上舉能改善五十肩、肩胛過緊、駝背、肩夾擠症，並透過標準脊椎中線穩定訓練，增加肩關節活動範圍和肌肉彈性空間。

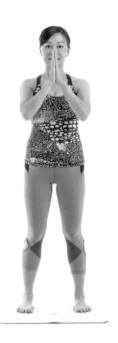 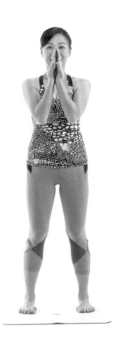

1　雙腳掌與肩同寬站立，身體維持脊椎中央線，膝蓋打直。雙手合掌，中指高度在鼻尖。

2　手背對貼，指尖從鼻尖→下巴方向內轉，手腕貼緊，慢慢地旋轉手腕，雙肩放鬆，脊椎挺立。

☑ 訓練部位　提手上舉可以訓練肩胛、肩關節、手肘的肌肉對抗地心引力。胸
　　　　　　椎保持在正中線，先透過合掌轉腕慢慢拉提整個脊椎線條。

☑ 難 易 度　★★☆☆☆

☑ 訓練時間　3 分鐘

☑ 使用器材　脊椎運動墊

☑ 注意事項　初期訓練者，雙肩上提時以舒服的角度練習即可。

☑ 小 提 醒　雙肩上提和手肘上拉時，若肩膀痠或肩關節不適，代表長期維持
　　　　　　工作姿勢過久，肌肉疲乏，這時依自己的力量做到舒適角度即可。

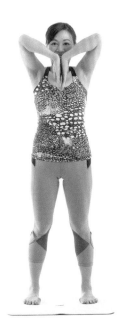

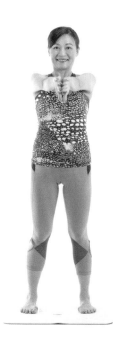

3　手腕雙併，高度在口鼻之間，肘
　關節上提至雙耳高度，肩關節輕
　聳，胸椎雙側肋骨上拉。

4　指尖往胸椎正前方前引，慢慢拉
　直手掌、手腕、肘關節、肩關節，
　整個過程讓肩膀鬆沉下來，脊椎
　仍保持中立線。此動作讓上臂的
　所有關節做到最大的旋轉幅度。

動作 ③ 開脊合掌

☑ **訓練效果**　適合長期使用電腦、看電視、寫功課、滑手機、哺乳的人。在平衡狀態中，雙手是一根槓桿，展開平行於地板是最佳平衡器，此動作同時開展胸椎和心肺，是一種輕度肌力運動。

☑ **訓練部位**　日常生活中，雙手上舉與後拉的動作微乎其微，身體卻常常前彎致使胸椎駝背。開脊合掌動作的功用是訓練胸椎多裂肌肌群與雙手對稱性開展。

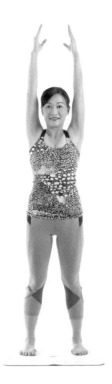 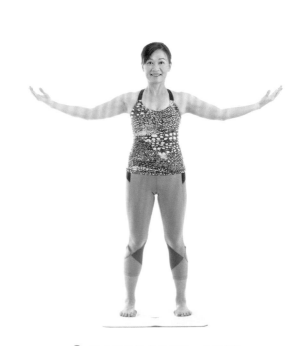

1　雙腳掌與肩同寬站立。
　　雙手上舉與肩同高，手臂內側輕貼兩側耳朵旁。從指尖、肘關節、肩關節到脊椎均保持中立垂直線。

2　雙手對稱往背後展開，肩胛與胸椎多裂肌群收縮，保持雙指尖高度一致性，肩膀鬆沉。

☑ 難 易 度　★★★★★

☑ 訓練時間　3 分鐘

☑ 使用器材　脊椎運動墊

☑ 注意事項　做此動作時，手背與肩關節開展幅度大過平常生活動作，並以脊椎為中心線。如果雙手展開時重心偏移中心線，就會產生傾斜；若出力的肌肉或是關節活動有問題，會造成關節活動受限。

☑ 小 提 醒　做此動作初期，如果雙手無法完全上舉或後展，可能因為胸椎後方與肩胛肌力不足，而出現疼痛或是活動度受限，建議先縮小活動範圍，漸進式增加強度。

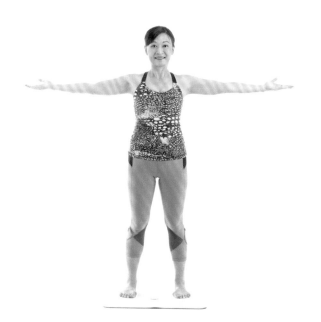

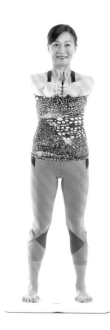

3　雙手臂向左右兩側延展，與肩膀同高，保持在一個水平線上。

註：斜方肌（Trapezius）是將頭部和肩部向後拉的背部肌肉，可使頭部抬起和傾斜、使雙肩抬起或穩定。兩塊斜方肌從脊椎和頭骨底部，經過背部和肩部，連接到肩胛骨和鎖骨。

4　胸大肌收縮，讓肩關節水平內收雙臂，雙臂高度與肩同，斜方肌（註）保持鬆肩，頸椎朝正前方。

動作 ④ 平腕下轉

☑ 訓練效果　在脊椎運動訓練中，平腕下轉是逆向從尾椎、腰椎、胸椎到頸椎的重要基本動作。有助預防腕隧道症候群、肩關症候群、網球肘等，並有強化肌群、減少血管與神經壓迫的保健功用。

☑ 訓練部位　練習過程中，手指的指引非常關鍵，手指間對稱讓脊椎在中立垂直線進行動作變化，使身體兩側肌群保持一定的肌肉張力（註）。

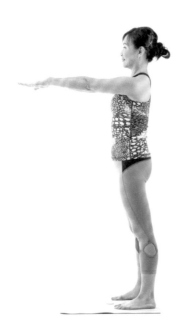 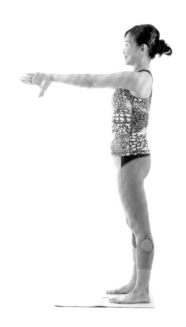

1 雙腳掌與肩同寬站立。
雙手平舉與肩同高，保持脊椎中立垂直線。

2 手背對貼，肘關節與前臂的肌肉群扭轉。

註：肌肉張力指肌肉在休息、靜止情況下緊繃的程度。一般人即使在放鬆休息狀態下，肌肉也會有一定程度的張力，幫助維持身體骨骼的排列，也方便在做主動動作時啟動肌肉收縮。而肌肉收縮分為主動性收縮和緊張性收縮，前者可以自由控制，例如伸手拿物品時，手臂肌肉收縮帶動關節轉動；後者即為肌肉張力。

☑ 難 易 度 ★★☆☆☆

☑ 訓練時間 3 分鐘

☑ 使用器材 脊椎運動墊

☑ 注意事項 初期只要做到與動作外觀類似，或感受到肌肉與關節有緊度即可。

☑ 小 提 醒 日常生活較少需要旋轉手臂，長期未使用到手臂深層肌肉，致使
腕關節在運動過程中無法緊貼，連帶影響脊椎對稱性的肌群張力。

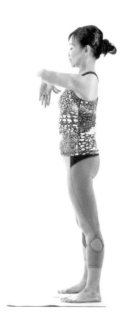 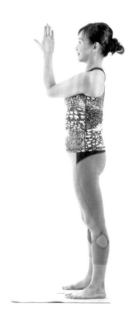

3 手指向內轉向，指尖指向地板，
兩手肘與肩關節同高，側拉展開
肩胛深層肌群和多裂肌。

4 指尖沿胸椎中央點往口鼻方向內
轉向上，手刀停留在眉心到鼻尖
正前方，保持脊椎的中立線。

動作❺ 併肘窩胸

☑ 訓練效果　走路、騎車、開車、久坐、跑步、滑手機、打電腦等許多生活動
　　　　　　作或是工作環境，使頸椎與胸椎早衰的問題日趨年輕化。而併肘
　　　　　　窩是胸椎多裂肌運動既基本又高段的基礎動作。

☑ 訓練部位　訓練頸椎與胸椎多裂肌群靈活度，以及斜方肌、菱形肌和闊背肌
　　　　　　的穩定度。搭配雙手的槓桿平衡動作，手肘關節併攏在胸椎正前
　　　　　　方，更加穩定脊椎中線垂直位置，讓多裂肌運動過程能對稱使用
　　　　　　身體兩邊的肌肉張力。

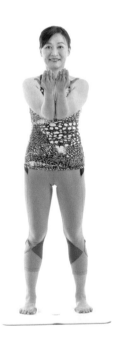

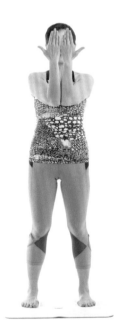

1 雙腳與肩同寬站立。
雙手平舉與肩同高，保持脊椎中
立垂直線。手掌向上，手肘併攏
在胸骨前方。

2 手掌、手腕到肘關節維持合併與
曲臂。肩膀放鬆，保持脊椎中立。

☑ 難 易 度　★★★☆☆

☑ 訓練時間　3 分鐘

☑ 使用器材　脊椎運動墊

☑ 注意事項　初期學習可能因肌力和肌耐力不足而心生放棄，需要耐心學習。

☑ 小 提 醒　步驟 1、2 雙手肘關節無法併攏時，可用手臂內側輕夾肋骨兩側，
　　　　　　手腕合併的動作取代，讓脊椎間的多裂肌肌群在運動過程中，能
　　　　　　對稱性地開展肌肉彈性。

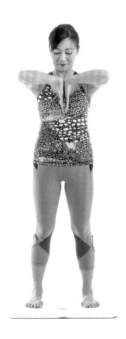

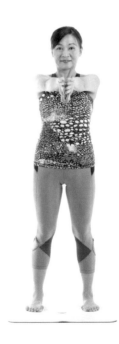

3　手臂對貼，胸椎深層多裂肌收縮，
　使肘關節旋轉，展開肩關節，指
　尖從鼻尖向內轉向胸口。

4　手臂對貼，指尖從胸椎正前方往
　前伸直肘關節，雙臂與肩同高。

頸椎多裂肌運動

適用日常體況：低頭辦公、使用電腦，接聽電話，久站，久坐，長時間會議，出差交通、趕報告、哺餵母奶、年長頸椎肌耐力不足

改善體況與臟器：頸椎（Cervical，簡稱 C）7 節，頸椎神經 8 對

C1　神經衰弱、眩暈、失眠、頭痛、怠倦、健忘

C2　頭痛、頭昏、斜頸、頸部扭傷、眼花、耳痛

C3　肩部痠痛、頸部兩側痠麻痛、咳嗽、呼吸過敏

C4　扁桃腺、肩膀痠痛麻、鼻塞、耳痛、牙痛

C5　頭部扭傷、過敏性氣喘、手臂外側痠麻痛

C6　前臂外側、拇指、食指痠麻痛、五十肩痛、氣喘

C7　頸部扭傷、胃痛、上肢疾病、手臂外側、中指、無名指痠麻痛、食慾不振

C8　氣喘、肺炎、氣管炎、食道不順、肥胖症、手臂內側、指尖痠麻痛

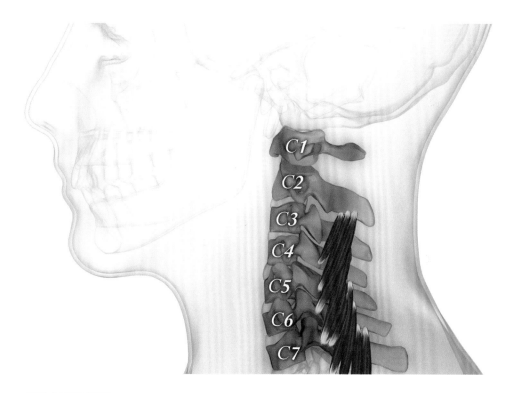

■ 頸椎多裂肌示意圖

動作 ❶ 拉頸抬頭

☑ 訓練效果　改善長期維持頭部姿勢過久而造成的頭痛、頭昏、斜頸、頸部痠痛、眼花等問題。

☑ 訓練部位　頸椎多裂肌肌群伸展和收縮。

　　　　　△頸屈：斜角肌。

　　　　　△頸伸：斜方肌（遠側支撐）、胸鎖乳突肌、頭夾肌、頸夾肌、豎脊肌。

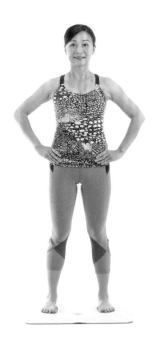 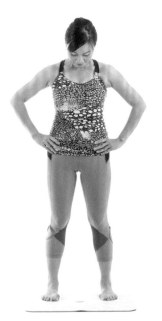 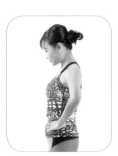

保持胸椎直立，正常頸椎可前屈 45 度。

1 眼睛看前方，保持頸椎直立，雙肩放鬆。

2 胸椎不動，下巴內收。從頸椎第一節放鬆調息呼吸，並停留 10 秒。

☑ 難 易 度　★★★★★

☑ 訓練時間　3 分鐘

☑ 使用器材　無

☑ 注意事項　頸椎 1 年內有開刀或半年內有外傷，須先請醫事人員評估。若有
　　　　　　頸椎骨刺者，只要漸進式適度加強頭頸部的柔軟度和肌力即可。

☑ 小 提 醒　1. 此動作可採站姿或坐姿。

　　　　　　2. 頸椎後仰的動作若做太快，會使氣管瞬間進氣量不足，造成肩
　　　　　　頸斜方肌更用力聳肩，效果不佳。

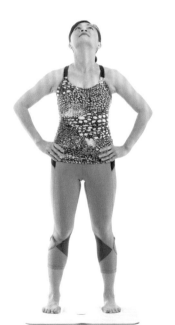

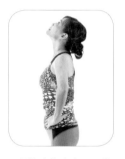

保持胸椎直立，正常
頸椎可後伸 45 度。

3　微微後仰頸椎，呼吸保持順
暢，停留 10 秒。

動作 **2** 合掌拉頸

☑ 訓練效果　適合電腦族、文書族、追劇族、手遊族、產後哺乳、年長者等長
期頭頸維持姿勢過久的人，伸展與舒緩頭部、肩頸的痠痛不適。

☑ 訓練部位　頸椎多裂肌肌群伸展和收縮。

　　　　　　△頸屈：斜角肌。

　　　　　　△頸伸：斜方肌（遠側支撐）、胸鎖乳突肌、頭夾肌、頸夾肌、
　　　　　　　　　　豎脊肌。

　　　　　　△屈肘關節的肌肉：肱肌、肱二頭肌、肱橈肌和旋前圓肌。

　　　　　　△屈手關節的肌肉：橈側腕屈肌、掌長肌、尺側腕屈肌、指淺屈
　　　　　　　　　　肌和指深屈肌等。

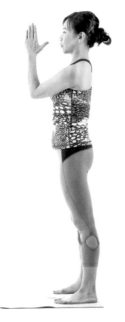 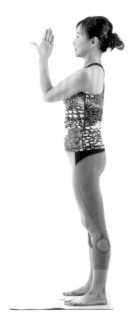

1 雙腳掌與肩同寬站立。
胸部挺直，保持頸部不動，兩眼
平視前方，雙手合掌，掌尖在鼻
頭高度。

2 頭頸既不前屈也不後仰，手背對
貼，掌尖高點慢慢轉向鼻頭。

☑ 難 易 度　★★★★★

☑ 訓練時間　3 分鐘

☑ 使用器材　脊椎運動墊

☑ 注意事項　頸椎 1 年內有開刀或半年內有外傷，須先請醫事人員評估。上肢
　　　　　　關節有問題者，可先依自己舒適狀況學習。

☑ 小 提 醒　1. 此動作可採站姿或坐姿。

　　　　　　2. 合掌拉頸帶動頸椎多裂肌群伸展與收縮肌纖維彈性空間，運動
　　　　　　　 過程胸椎到尾椎保持中立不動；轉腕過程若有不適，可先從指
　　　　　　　 尖雙併做起，漸進式練習。

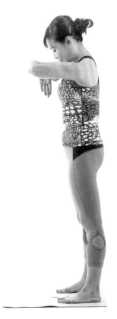

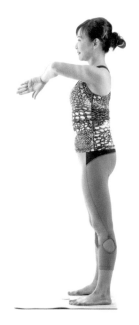

3 雙掌中指順著鼻尖往頸椎第 1 節
　向下，多裂肌肌群啟動頸椎前屈。

4 指尖從頸椎下巴翻轉前推，手腕
　併攏大拇指向下。頸椎回正，雙
　手準備回到起始的合掌動作。

動作 ❸ 枕頸環旋

☑ 訓練效果　適合久站、久坐、長時間會議、出差交通、常抱小孩等頭頸肩的姿勢過久者，舒緩肌肉疲乏及頸椎的不對稱肌肉張力。可藉由觀察雙手肘高度是否對稱，訓練雙肩的高低肌肉張力問題。

☑ 訓練部位　頸椎多裂肌肌群伸展和收縮。

　　　　　△頸側屈：斜方肌（遠側支撐）、胸鎖乳突肌、斜角肌。

　　　　　△頸向同側旋轉：頭夾肌、頸夾肌。

　　　　　△頸向對側旋轉：斜方肌（遠側支撐）、胸鎖乳突肌、頸夾肌。

　　　　　△屈肘關節的肌肉：肱肌、肱二頭肌、肱橈肌和旋前圓肌。

　　　　　△外展肩關節的肌肉：三角肌和岡上肌。

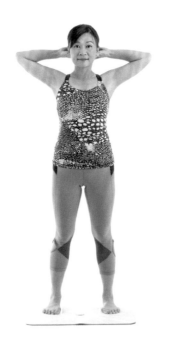 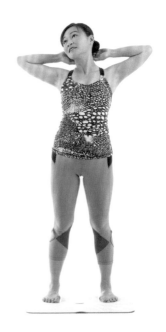

1 胸部挺直，頸部不動，兩眼平視，雙手交疊在頸後，大拇指輕點在鎖骨位置。

2 向左、右側旋轉做頭頸部多裂肌肌群拉展，旋轉時胸部不可移動。

☑ 難 易 度　★★☆☆☆

☑ 訓練時間　3 分鐘

☑ 使用器材　脊椎運動墊

☑ 注意事項　頸椎 1 年內有開刀或半年內有外傷，須先請醫事人員評估。五十
　　　　　　肩或肩胛脊症患者，可視自身的舒適度調整雙手位置。

☑ 小 提 醒　1. 此動作可採站姿或坐姿。

　　　　　　2. 運動過程若出現頸、肩痠緊，頸椎的旋轉範圍可以縮小。

　　　　　　3. 雙手五根手指交疊，做出護頸的動作，後仰時保持呼吸順暢，
　　　　　　　 不要憋氣。

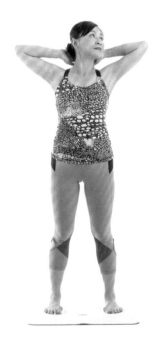

3 同動作 2 說明。

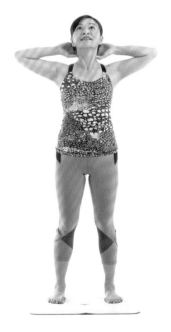

4 胸椎不動，頭頸後仰輕躺在手掌
上，調息呼吸。讓頸椎往後伸展
約 30 度。

動作 ④ 環頸拉提

☑ 訓練效果　舒緩肌肉疲乏及頸椎的不對稱肌肉張力。可藉由觀察雙手肘高度是否對稱，訓練雙肩的高低肌肉張力問題。

☑ 訓練部位　多裂肌肌群伸展和收縮。

　　　　　　△屈肘關節的肌肉：肱肌、肱二頭肌、肱橈肌和旋前圓肌。

　　　　　　△外展肩關節的肌肉：三角肌和岡上肌。

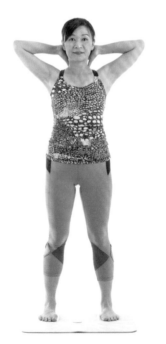

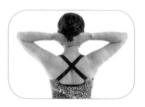

雙手指交疊在枕骨特寫

1　胸部挺直，頸部不動，兩眼平視前方，雙手交疊在枕骨位置，大拇指輕壓在耳朵下緣位置。

☑ 難 易 度　★☆☆☆☆

☑ 訓練時間　3 分鐘

☑ 使用器材　無

☑ 注意事項　頸椎多裂肌肌群伸展時，輕微給予手部重力拉提，切勿重力加壓
增加頸椎壓力。

☑ 小 提 醒　1. 此動作可採站姿或坐姿。

2. 藉由觀察雙肘的高度，檢視自身的脊柱肌肉張力是否對稱。

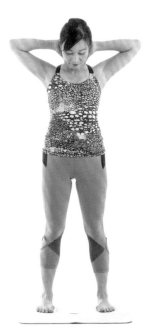

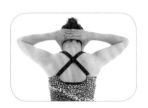

頸椎前屈、雙手上提
特寫

2 頸部多裂肌肌群前屈拉展，手掌
輕提頭頸，增加些微重力，伸展
頸椎多裂肌纖維彈性長度。停留
10 秒，調整呼吸。

動作 ⑤ 雙腕引頸

☑ 訓練效果　適合久站、久坐、長時間會議、出差交通、常抱小孩等頭頸肩的
　　　　　　姿勢過久者，舒緩肌肉疲乏及頸椎的不對稱肌肉張力。可藉由觀
　　　　　　察雙手肘高度是否對稱，訓練雙肩的高低肌肉張力問題。

☑ 訓練部位　多裂肌肌群伸展。
　　　　　　△屈肘關節的肌肉：肱肌、肱二頭肌、肱橈肌和旋前圓肌。
　　　　　　△上提肩胛骨的肌肉：斜方肌上部、菱形肌、肩胛提肌等。
　　　　　　△下降肩胛骨的肌肉：斜方肌下部、胸小肌和前鋸肌下部。
　　　　　　△前伸肩胛骨的肌肉：前鋸肌、胸小肌。
　　　　　　△後縮肩胛骨的肌肉：斜方肌和菱形肌。

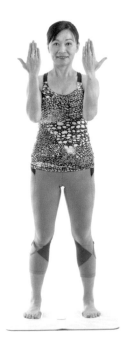
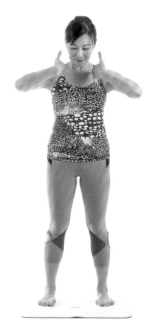

1 兩眼平視，脊椎挺直，雙手背向
前，手掌高度在耳朵兩側。

2 從小指頭往大拇指依序一根根內
收，訓練末梢神經與指關節精細
小動作，指間慢慢轉向手腕關節。

☑ 難 易 度　★★★☆☆
☑ 訓練時間　3 分鐘
☑ 使用器材　脊椎運動墊
☑ 注意事項　頸椎 1 年內有開刀或半年內有外傷，須先請醫事人員評估。五十
　　　　　　肩或肩胛脊症患者，可視自身的舒適度調整雙手位置。
☑ 小 提 醒　1. 此動作可採站姿或坐姿。
　　　　　　2. 頸椎靠著下巴屈曲，讓深層小肌肉群展開，如同風琴打開如扇
　　　　　　　 狀，每個空間適當地伸展。
　　　　　　3. 藉由手指間的末梢動作，一根一根帶動練習精細指關節的靈活
　　　　　　　 度，加上雙手腕的肌肉引導，讓頸椎律動更順勢。

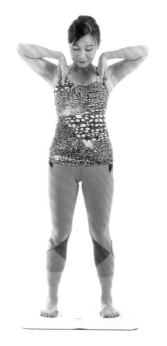

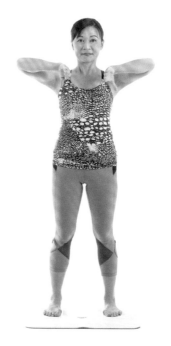

3 手腕關節向下，肘間平展與肩同
高，同時引導頸椎前屈，拉動頸
椎深層多裂肌。

4 手腕旋轉帶回指關節到起始位置
（如步驟 1），頸椎回正，兩眼平
視前方。

動作❻ 引頸疏活

☑ 訓練效果　適合電腦族、文書族、追劇族、手遊族，伸展與舒緩頭部、肩頸造成的痠痛不適。

☑ 訓練部位　多裂肌肌群伸展和收縮。

△屈肘關節的肌肉：肱肌、肱二頭肌、肱橈肌和旋前圓肌。

△屈手關節的肌肉有：橈側腕屈肌、掌長肌、尺側腕屈肌、指淺屈肌和指深屈肌等。

△外展肩關節的肌肉：三角肌和岡上肌。

△內收肩關節的肌肉：肩胛下肌、胸大肌、背闊肌、肩胛下肌和大圓肌、岡下肌、小圓肌和喙肱肌。

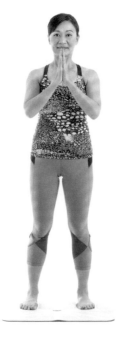

1 雙手合掌，兩眼平視，脊椎挺直。雙腳掌與肩同寬平穩站立。

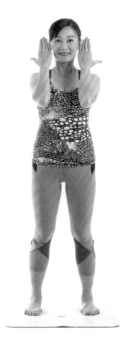

2 雙手手刀狀放在臉頰兩側，拇指水平展開，其它四指指尖向上。肩膀放鬆。

☑ 難 易 度　★★★★★

☑ 訓練時間　3 分鐘

☑ 使用器材　無

☑ 注意事項　頸椎 1 年內有開刀或半年內有外傷，或眼睛曾接受手術者，須先
　　　　　　請醫事人員評估。

☑ 小 提 醒　1. 此動作可採站姿或坐姿。

　　　　　　2. 引頸疏活可改善過度用眼造成的眼睛疲累。透過按壓眼眉增加
　　　　　　　 血液循環，並運用指腹推壓，避免直接壓迫眼球造成不適。

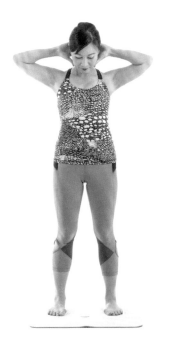

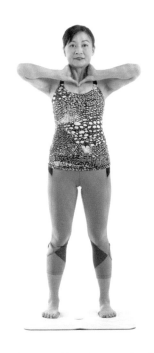

3 大拇指順著耳下到枕骨後方輕壓 5 秒，再拉提枕骨 5 秒。

4 雙拇指順著枕骨到喉頭下方，雙肘平行與肩同高，其它四指指間併攏抵在下巴兩側，讓頸椎放鬆前屈。

胸椎多裂肌運動

適用日常體況：辦公室久坐、身體前彎辦公、搬運物品、出差交通、長途開車、常抱小孩、哺餵母乳、慢性心血管疾病、慢性呼吸道疾病

改善體況與臟器：胸椎（Thoracic，簡稱 T）12 節，胸椎神經 12 對

T1　胸肌、頭部等疾病、血壓亢進症、心臟內膜炎、外膜炎、肺氣腫、手臂內側痠麻痛、哮喘、手軟無力、呼吸困難、氣管炎、感冒

T2　心臟病、動脈硬化、乳汁缺乏、手臂內側腋窩痠麻痛、心胸痛、心臟神經症

T3　肺結核、肺炎、肋膜炎、一時性窒息、手軟無力、氣管炎、感冒

T4　肝臟病、胃酸過多或缺乏症、糖尿病、黃疸、肩部痠痛、心胸痛、心臟神經症、膽炎、肺炎、癬

T5　胃病、痢疾、惡寒、肝臟病、心胸痛、肝病、關節炎、怠倦、貧血、肝炎、喉乾

T6　胃病、血栓、腎臟病、肋骨神經痛、胃消化不良、心胸痛、肝病、胃痛、打嗝、胃悶、食慾不振、肝炎、口臭（火氣大）、胃灼熱

T7　胃病、胃潰瘍、食慾不振、肝病、胃痛、糖尿病、胃消化不良、肝炎、口臭(火氣大)、胃下垂

T8　肝臟病、糖尿病、消化不良、胸悶、肝炎、頻尿、手腳冰冷

T9　小兒麻痺、下肢麻痺、膽結石、運動不足而引起的內臟疾病、小便白濁、身體水腫、排尿少、腎功能不良、腎虧、頻尿、喉乾、溼疹、手腳冰冷

T10　腎臟病、風濕病、貧血、心臟瓣膜狹窄症、糖尿病、充血、小便失禁、痢疾、熱病、白帶、小便白濁、身體水腫、排尿少、腎功能不良、腸消化不良、腎虧、怠倦、腎炎、尿血、血管硬化、癬

T11　小便白濁、排尿少、糖尿病、腎功能良、腸消化不良、腎虧、腎炎、皮膚病、溼疹

T12　下腹部疼痛、生殖器表皮疼痛、風濕痛、食慾不振、不孕症

動作 ① 引脊平手

☑ 訓練效果　適合辦公室久坐、身體前彎辦公、搬運物品、常抱小孩、餵母乳、寫功課等平常胸椎一直前傾，造成多裂肌肌群彈性疲乏者，或無法抵抗地心引力（註1）伸展脊椎，致使肩頸痠痛者。藉由呼吸道和心肺拉提，使胸椎多裂肌肌群帶動整個胸椎身體槓桿最重要的支點，舒緩肩頸痠痛，同時更深層導引胸廓擴張和收縮，訓練肺活量的氣體交換（註2）張力。

☑ 訓練部位　多裂肌肌群伸展和收縮。

△外展肩關節的肌肉：三角肌和岡上肌。

△內收肩關節的肌肉：肩胛下肌、胸大肌、背闊肌、肩胛下肌和大圓肌、岡下肌、小圓肌和喙肱肌。

△屈脊柱的肌肉：腹直肌、腹外斜肌、腹內斜肌、髂腰肌和胸鎖乳突肌等。

△伸脊柱的肌肉：豎脊肌、斜方肌、胸鎖乳突肌和臀大肌等。

註1：「地心引力」能維持人體骨架的正中功能，並將人體所有臟器、組織、體重往地表的方向下拉。當脊柱與四肢透過肌肉張力維持正常的姿勢，可以做出很多日常動作；但當我們沒有做「抗地心引力」的肌力練習時，地心引力的下拉會讓肌肉間、骨縫間與臟器間產生壓迫，如果壓迫在神經處就會產生疼痛；在血管處會循環不佳；在臟器處會蠕動變慢，影響健康。

註2：氣體交換是生物將體內氧氣和二氧化碳交換的過程。人體的細胞需要氧來進行呼吸作用，然而過程中產生的二氧化碳若累積在體內，會對細胞造成傷害，氣體交換可確保充足的養運送到細胞、二氧化碳帶出身體。

- ☑ 難 易 度　★★☆☆☆
- ☑ 訓練時間　3 分鐘
- ☑ 使用器材　脊椎運動墊
- ☑ 注意事項　若有胸腔問題或肩關節不適，雙手水平外展時可依個人狀況調整
  角度。

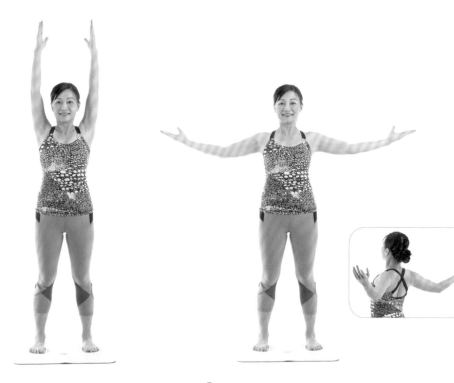

1 雙腳掌與肩同寬站立。
雙手上舉，手臂內側靠近雙耳。

2 頸椎保持中正，眼睛直視前方。
肩關節畫圈往後伸展，肩胛內收。

☑ 小 提 醒　1. 雙手水平外展往後時儘量超過肩關節，可以深層拉提肋骨間的
　　　　　　　肌肉。

　　　　　　2. 剛開始做的前 3 次動作慢、穩、柔，先讓上肢局部肌肉和關節
　　　　　　　舒展開來。

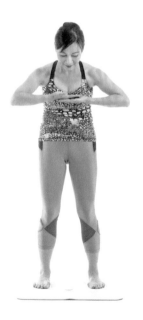

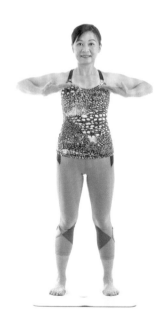

3 手臂由後往胸前屈肘，手掌水平
向上，帶動頸椎和胸椎前彎，伸
展多裂肌肌群。

4 吸氣引導頸椎和胸椎挺直，肩胛
放鬆，肘關節與肩膀同高，讓多
裂肌肌群回到原位。

動作 ❷ 窩胸併肘

☑ 訓練效果　適合長時間看電腦或手機、擠餵母乳者在日常做的多裂肌舒展動作。藉由修正胸椎多裂肌群對稱性來拉正脊柱，使呼吸道保持正中，舒緩肩頸痠痛，同時更深層導引胸廓擴張和收縮，訓練肺活量和心肺肌群拉提的肌肉張力和微循環（註）。

☑ 訓練部位　多裂肌肌群伸展和收縮。

△外展肩關節的肌肉：三角肌和岡上肌。

△內收肩關節的肌肉：肩胛下肌、胸大肌、背闊肌、肩胛下肌和大圓肌、岡下肌、小圓肌和喙肱肌。

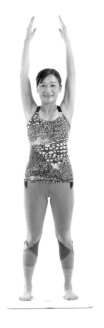 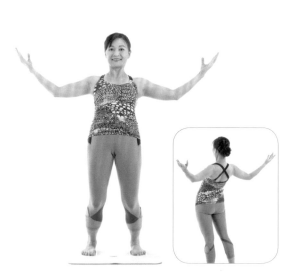

1 雙腳掌與肩同寬站立。
雙手上舉，手臂內側靠近雙耳。

2 雙腳穩站，膝蓋微曲。
頸椎內收，下巴與喉嚨空間約有 3
個指節空間，雙手展開於耳後，將
肩胛關節收縮到最緊。

註：微循環指微動脈與微靜脈之間微血管中的血液循環，是血液與組織細胞進行物質交換的場所，只有在顯微鏡底下才能觀察。微循環基本功能是實現物質代換，向各組織細胞輸送養料和運走代謝產物。

△屈脊柱的肌肉：腹直肌、腹外斜肌、腹內斜肌、髂腰肌和胸鎖乳突肌等。

△伸脊柱的肌肉：豎脊肌、斜方肌、胸鎖乳突肌和臀大肌等。

☑ 難 易 度　★★★☆☆

☑ 訓練時間　3 分鐘

☑ 使用器材　脊椎運動墊

☑ 注意事項　若有胸腔問題或肩關節不適，雙手水平外展時可依個人狀況調整角度。

☑ 小 提 醒　1. 雙手水平外展往後時儘量超過肩關節，可以深層拉提肋骨間的肌肉。

　　　　　　2. 胸椎、肩胛與肩關節的肌肉律動幅度越大，越能刺激血液循環、增加肌肉彈性空間、強化肌力，進而撐開脊椎間壓迫的空間。

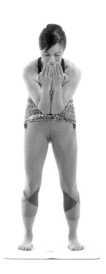
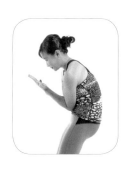
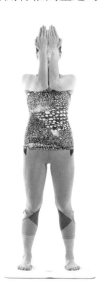

3　雙臂從兩側收回，身體重心往前，頸椎放鬆前彎，胸椎內窩，肘關節合併於胸骨正前方。

4　多裂肌肌群一段一段從胸椎到頸椎收縮，身體回正，雙手臂併攏前屈上舉，對稱性訓練身體兩側肌群張力與柔軟度。

動作 ③ 開肘窩胸

☑ 訓練效果　藉由末梢指尖對中，讓整個胸椎多裂肌群對稱性拉正脊柱，使呼吸道保持正中，舒緩肩頸痠痛，同時更深層導引胸廓擴張和收縮，訓練肺活量和心肺肌群拉提的肌肉張力和微循環。

☑ 訓練部位　多裂肌肌群伸展和收縮。
△外展肩關節的肌肉：三角肌和岡上肌。
△內收肩關節的肌肉：肩胛下肌、胸大肌、背闊肌、肩胛下肌和大圓肌、岡下肌、小圓肌和喙肱肌。
△屈手關節的肌肉：橈側腕屈肌、掌長肌、尺側腕屈肌、指淺屈肌和指深屈肌等。

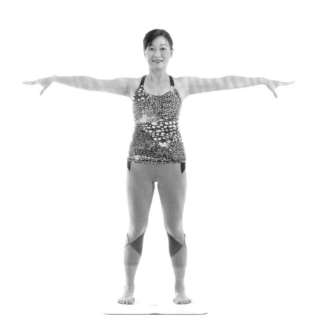

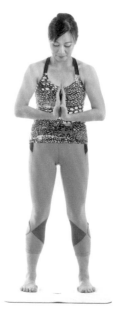

1　雙腳掌與肩同寬站立，掌心向下。雙手平展與肩同高，肩膀放鬆。視線直視前方，保持脊椎中立。

2　指尖對稱，雙手手背從兩側往胸椎正前方對貼到手腕。順著胸椎→喉頭→下巴方向上引。

△屈脊柱的肌肉：腹直肌、腹外斜肌、腹內斜肌、髂腰肌和胸鎖
　　　　　　　　乳突肌等。

△伸脊柱的肌肉：豎脊肌、斜方肌、胸鎖乳突肌和臀大肌等。

☑ 難 易 度　★★★☆☆

☑ 訓練時間　3 分鐘

☑ 使用器材　脊椎運動墊

☑ 注意事項　因長期駝背、低頭，使肩頸與胸椎肌肉過度繃緊，步驟 2、3 在指
　　　　　　尖對稱手肘對貼時，要做到脊椎中線拉挺的正確動作會有困難。
　　　　　　初期儘量保持兩手的姿勢對稱性即可。

☑ 小 提 醒　保持呼吸順暢，要特別注意雙手高低肩的位置。

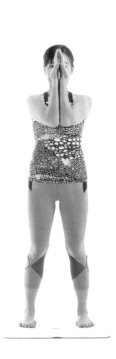

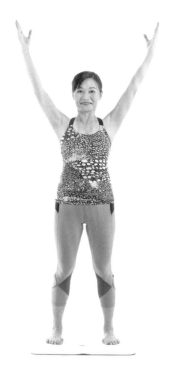

3 脊椎上引拉整，指尖➔手腕➔手肘循
序對貼，讓身體正中位置挺立，雙側
多裂肌肌群穩定對拉。

4 漸漸分開雙臂上引，髖關節、內臟、
胸腔與肩胛抗地心引力伸展。

動作 ④ 圓肩開脊

☑ 訓練效果　適合常需要單側施力，例如寫字、畫圖、使用滑鼠、接電話、擠餵母乳，甚至長途開車的人練習。圓肩開脊是頸椎與胸椎標準中央的基本動作，藉由末梢指尖對中，讓整個胸椎多裂肌肌群對稱性拉正脊柱，使呼吸道保持正中，舒緩肩頸痠痛，同時更深層導引胸廓擴張和收縮，訓練肺活量和心肺肌群拉提的肌肉張力和微循環。

☑ 訓練部位　多裂肌肌群伸展和收縮。
　　　　　　△上提肩胛骨的肌肉：斜方肌上部、菱形肌、肩胛提肌等。
　　　　　　△下降肩胛骨的肌肉：斜方肌下部、胸小肌和前鋸肌下部。
　　　　　　△外展肩關節的肌肉：三角肌和岡上肌。

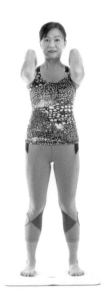

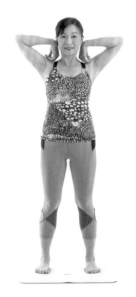

1　雙腳掌與肩同寬站立。
　指尖輕點在肩膀上，雙手肘關節朝向前方，肩膀放鬆。視線直視前方，保持脊椎中立。

2　肩關節上提，手肘往兩側畫圈展開與肩同高，指尖輕點雙肩。肩胛內夾，保持身體挺正。

△內收肩關節的肌肉：肩胛下肌、胸大肌、背闊肌、肩胛下肌和
　　　　　　大圓肌、岡下肌、小圓肌和喙肱肌。

△屈手關節的肌肉：橈側腕屈肌、掌長肌、尺側腕屈肌、指淺屈
　　　　　　肌和指深屈肌等。

△屈脊柱的肌肉：腹直肌、腹外斜肌、腹內斜肌、髂腰肌和胸鎖
　　　　　　乳突肌等。

△伸脊柱的肌肉：豎脊肌、斜方肌、胸鎖乳突肌和臀大肌等。

☑ 難 易 度　★★★★☆

☑ 訓練時間　3 分鐘

☑ 使用器材　脊椎運動墊

☑ 注意事項　要訓練兩側多裂肌群和背肌，基本的練習在於雙肘關節緊貼時，
　　　　　　讓身體處於對正的中間線，也就是脊椎保持在人體中央線位置。

☑ 小 提 醒　雙肘相碰的時候保持呼吸順暢，順著脊椎中線拉提肌肉群。

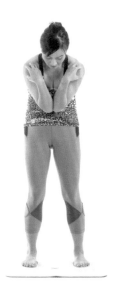 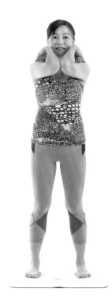

3 肘關節往胸骨正前方內收，胸椎
順勢彎曲伸展臂後肌群，手肘輕
碰在一起，保持身體兩側肌群對
稱穩定。

4 肘關節碰點後，繼續上引，脊椎
回正，眼睛直視前方，再慢慢雙
手回到起始位置。

動作 ⑤ 引脊拉背

☑ **訓練效果**　適合久站、久坐、長時間會議、出差交通、產後媽媽練習。胸椎多裂肌群是穩定每個脊骨間的肌肉，藉由對稱性拉正脊柱，使呼吸道保持正中，舒緩肩頸痠痛，同時更深層導引胸廓擴張和收縮，訓練肺活量和心肺肌群拉提的肌肉張力和微循環。

☑ **訓練部位**　多裂肌肌群伸展和收縮。

　　　　　　　△上提肩胛骨的肌肉：斜方肌上部、菱形肌、肩胛提肌等。

　　　　　　　△下降肩胛骨的肌肉：斜方肌下部、胸小肌和前鋸肌下部。

　　　　　　　△屈手關節的肌肉：橈側腕屈肌、掌長肌、尺側腕屈肌、指淺屈肌和指深屈肌等。

　　　　　　　△屈脊柱的肌肉：腹直肌、腹外斜肌、腹內斜肌、髂腰肌和胸鎖乳突肌等。

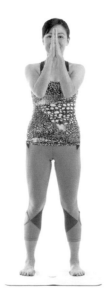
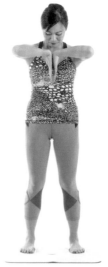
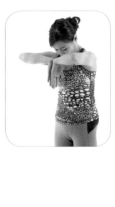

1 雙腳掌與肩同寬站立。雙手合掌，肩膀放鬆，兩手內臂輕夾肋骨。眼睛直視前方，指尖高度在眉心中間，同時保持脊椎中立。

2 手背對貼依序從眉心→鼻頭→人中→喉嚨→胸口，收縮下巴，牽動多裂肌肌群，從胸椎第一節連動牽引到肩胛胸椎的深層肌群。肘關節與肩關節同高，指尖放鬆下垂。

△伸脊柱的肌肉：豎脊肌、斜方肌、胸鎖乳突肌和臀大肌等。

- ☑ 難 易 度　★★★★☆
- ☑ 訓練時間　3 分鐘
- ☑ 使用器材　脊椎運動墊
- ☑ 注意事項　脊椎前傾、直背伸展時會活動到很多部位，若有心血管疾病、青光眼、暈眩、椎間盤突出者，前傾角度可在 20 度以內，漸進式增加強度即可。
- ☑ 小 提 醒　1. 保持呼吸順暢，順著脊椎中線拉提肌肉群。

　　　　　　2. 訓練多裂肌時，肢體必須一彎一直來訓練肌肉彈性與肌力強度，以利支撐脊椎與脊椎之間的空間，減少神經壓迫造成的疼痛。

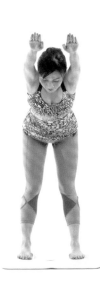
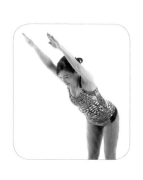
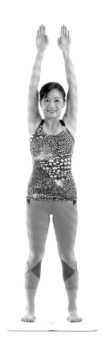

3 指尖沿胸口往前 30 度上仰，手臂與雙耳同角度，肩關節施力穩定。帶動頸椎胸椎多裂肌肌群一節一節收縮，下巴微收度，讓身體到指尖呈現一條斜線。

4 順勢將指尖上揚，帶正脊椎回到垂直位置。

動作 ⑥ 畫圓展胸

☑ 訓練效果　適合過度使用手肘工作的職位，如廚師、理髮師、洗頭服務生、美容美體師，以及生活中做過多手腕動作，例如手洗衣服、煮飯切菜、抱小孩的家庭主婦。這些族群的常用動作容易造成手肘內外側受傷，也就是所謂網球肘和高爾夫球肘。

多裂肌運動中，活動範圍最大的部位正是手腕和手肘，兩者也是引導胸椎多裂肌肌群伸展或收縮的關鍵。畫圓展胸可舒緩肩頸痠痛，同時更深層導引胸廓擴張和收縮，訓練肺活量和心肺肌群拉提的肌肉張力和微循環。

☑ 訓練部位　多裂肌肌群伸展和收縮。

△上提肩胛骨的肌肉：斜方肌上部、菱形肌、肩胛提肌等。

△下降肩胛骨的肌肉：斜方肌下部、胸小肌和前鋸肌下部。

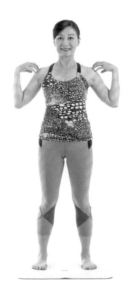
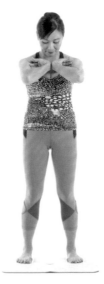
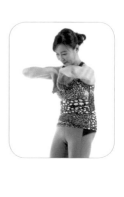

1　雙腳掌與肩同寬站立。
指尖輕點在肩膀兩側，手指頭不用力。肩膀放鬆，視線直視前方，保持脊椎中立。

2　下巴內收，帶動頸椎第一節多裂肌伸展到胸椎。胸椎後推，從側面觀察肘關節與肩關節同高。手腕貼在下巴位置，使兩側多裂肌肌群讓脊椎能穩定在中央位置。

　　　△屈手關節的肌肉：橈側腕屈肌、掌長肌、尺側腕屈肌、指淺屈
　　　　　　肌和指深屈肌等。

　　　△屈脊柱的肌肉：腹直肌、腹外斜肌、腹內斜肌、髂腰肌和胸鎖
　　　　　　乳突肌等。

　　　△伸脊柱的肌肉：豎脊肌、斜方肌、胸鎖乳突肌和臀大肌等。

☑ 難 易 度　★★★★★

☑ 訓練時間　3 分鐘

☑ 使用器材　脊椎運動墊

☑ 注意事項　若手腕、手肘因長期肌肉僵硬而無法對貼，透過鏡子反射，盡量
　　　　　　做到對稱角度即可。

☑ 小 提 醒　此動作中手腕非常重要，從手指、手腕、手肘到肩關節，都是脊
　　　　　　椎運動練習中穩定脊柱肌群最重要的「拉正工具」。因為過度使
　　　　　　用手肘而出現手肘關節不適者，可藉此運動達到深層肌肉扭轉。

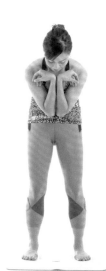
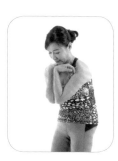
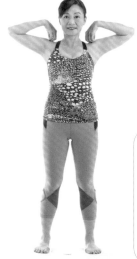
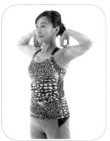

3 從手腕對貼，漸進窩胸拉進成手
肘對貼。加強脊椎到胸椎多裂肌
肌群肌力，並穩定背部深層肌肉
張力平衡。

4 從兩肘雙併屈胸，慢慢拉挺多裂肌肌群，雙
肘水平展開與肩同高，調整呼吸，眼睛直視
前方，使脊椎回到中立位置。

動作 **7** 畫圓挺脊

☑ 訓練效果　畫圓挺脊讓胸椎大動作往後，大量深層地拉提多裂肌肌群，使胸椎多裂肌肌群伸展或收縮到最大強度。此動作適合日常姿勢造成胸椎不正者，能舒緩肩頸痠痛，同時更深層導引胸廓擴張和收縮，訓練肺活量和心肺肌群拉提的肌肉張力和微循環。

☑ 訓練部位　多裂肌肌群伸展和收縮。

　　　　　　△上提肩胛骨的肌肉：斜方肌上部、菱形肌、肩胛提肌等。

　　　　　　△下降肩胛骨的肌肉：斜方肌下部、胸小肌和前鋸肌下部。

　　　　　　△屈手關節的肌肉：橈側腕屈肌、掌長肌、尺側腕屈肌、指淺屈肌和指深屈肌等。

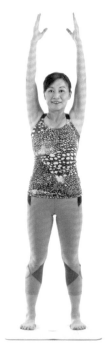

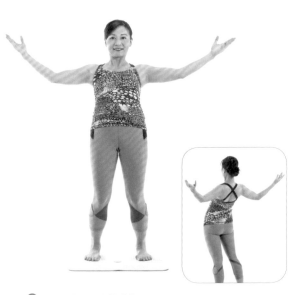

1 雙腳掌與肩同寬站立。
雙手上舉，手臂內側靠近雙耳。

2 雙腳穩站，膝蓋微曲。
頸椎內收，下巴與喉嚨空間約有 3 個指節空間，
雙手展開於耳後伸展，將肩胛關節收縮到最緊。

△屈脊柱的肌肉：腹直肌、腹外斜肌、腹內斜肌、髂腰肌和胸鎖
　　　　　　　　乳突肌等。

△伸脊柱的肌肉：豎脊肌、斜方肌、胸鎖乳突肌和臀大肌等。

☑ 難 易 度　★★★★☆

☑ 訓練時間　3 分鐘

☑ 使用器材　脊椎運動墊

☑ 注意事項　有心血管疾病、青光眼、暈眩、椎間盤突出者，前傾角度可在
　　　　　　15-20 度以內，漸進式增加強度即可。

☑ 小 提 醒　必須透過一彎一直的脊柱動作，來訓練肌肉彈性與肌力強度，以
　　　　　　利多裂肌能有力量支撐脊椎與脊椎之間的空間，減少神經壓迫。

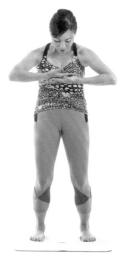
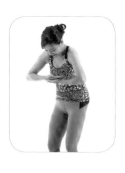
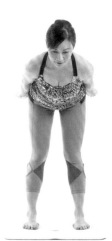
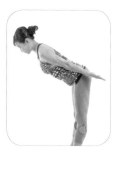

3　雙臂從兩側收回，交錯於胸椎正前方，讓頸椎與胸椎多裂肌肌群用力後伸。身體重心往前，頸椎放鬆前彎，胸椎內窩。

4　手指尖順著腋下、身體側線到尾椎處伸直手臂，手掌向上。
多裂肌肌群一段一段從頸椎、胸椎、腰椎、尾椎收縮，身體傾斜 45 度，對稱性訓練脊柱兩側肌群張力。

動作 **8** 雙腕推胸

☑ **訓練效果**　雙腕推胸是引導身體兩側肌群的對稱性訓練。當雙手從耳朵、腋下到胸椎正前方，每個小動作透過意念和指尖引導，一段一段訓練多裂肌肌群的緊度與張力。

☑ **訓練部位**　多裂肌肌群伸展和收縮。
　　　　　　　△上提肩胛骨的肌肉：斜方肌上部、菱形肌、肩胛提肌等。
　　　　　　　△下降肩胛骨的肌肉：斜方肌下部、胸小肌和前鋸肌下部。
　　　　　　　△屈手關節的肌肉：橈側腕屈肌、掌長肌、尺側腕屈肌、指淺屈肌和指深屈肌等。

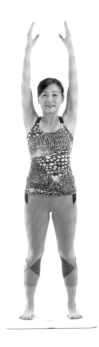
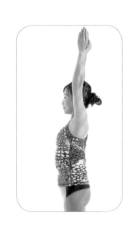
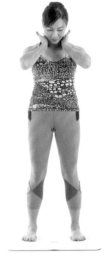
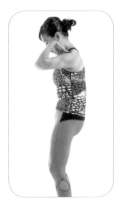

1 雙腳掌與肩同寬站立。
雙手上舉，手臂內側靠近雙耳。
脊椎維持中立線。

2 手腕與鼻尖同高，小指內轉引導頸椎第一段
多裂肌後伸，接著一段一段往胸椎下拉。
從小指頭往大拇指，依序一根根內收，訓練
末梢神經與指關節精細小動作。

△屈脊柱的肌肉：腹直肌、腹外斜肌、腹內斜肌、髂腰肌和胸鎖
乳突肌等。

△伸脊柱的肌肉：豎脊肌、斜方肌、胸鎖乳突肌和臀大肌等。

☑ 難 易 度　★★☆☆☆

☑ 訓練時間　3 分鐘

☑ 使用器材　脊椎運動墊

☑ 注意事項　胸椎與雙腕的動作密切，腕關節過緊者在步驟 2 時，可在胸前鎖
骨的位置練習，減少肩頸用力問題。

☑ 小 提 醒　1. 此動作可以採站姿或坐姿。

　　　　　　2. 保持呼吸順暢，順著脊椎中線拉提肌肉群。

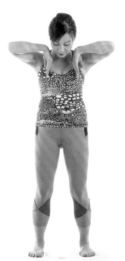
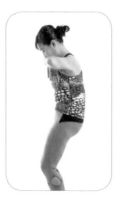
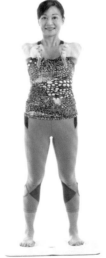
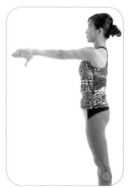

3 雙膝微彎，放鬆脊柱壓力。
手腕關節向下到腋下位置，肘間
平展與肩同高，同時牽動頸椎與
胸椎深層多裂肌後伸。

4 指尖從腋下旋轉向前伸直手臂，雙手掌向外，
頸椎回正，兩眼平視前方，讓後伸的多裂肌
肌群回正到起始位置。

動作 **9** 胸脊開合

☑ **訓練效果**　適合日常姿勢常需前彎者，例如美髮師、美容、美體師、牙醫、
需要抱小孩和哺乳的產後媽媽，以及有呼吸道問題的年長者。雙
肩雙肘的大開大合動作，讓胸椎肌群做到最大的肌力動作；長期
可訓練每一段多裂肌肌群的緊度與張力。

胸脊開合需要出很大的力在胸椎前推動作，藉由虎口加壓前推（虎
口貼肋骨），讓肋骨能與胸椎運動一起作用到更深層的肌群，增
加胸腔與肺泡的運動空間，進而訓練胸腔深層內在的小肌群活化
和血液循環。

☑ **訓練部位**　多裂肌肌群伸展和收縮。

△上提肩胛骨的肌肉：斜方肌上部、菱形肌、肩胛提肌等。

△下降肩胛骨的肌肉：斜方肌下部、胸小肌和前鋸肌下部。

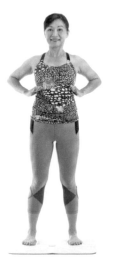
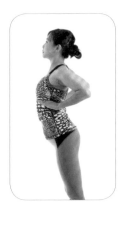
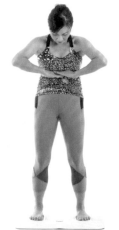
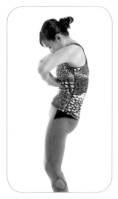

1 雙腳掌與肩同寬站立。
雙手固定在肋骨外側，虎口微貼在橫膈膜
（胸骨下緣外側）。手肘盡量往後側夾緊，
胸椎前推，讓胸椎多裂肌肌群前收。

2 指尖從兩側肋骨，沿著橫膈膜滑向前，以水
平高度交疊。
胸椎多裂肌肌群用力後伸，讓每一段肌群伸
展開來，減少神經壓迫。手肘同步由後方往
胸椎前方內收。

△屈手關節的肌肉：橈側腕屈肌、掌長肌、尺側腕屈肌、指淺屈

肌和指深屈肌等。

△屈脊柱的肌肉：腹直肌、腹外斜肌、腹內斜肌、髂腰肌和胸鎖

乳突肌等。

△伸脊柱的肌肉：豎脊肌、斜方肌、胸鎖乳突肌和臀大肌等。

☑ 難 易 度　★★☆☆☆

☑ 訓練時間　3 分鐘

☑ 使用器材　脊椎運動墊

☑ 注意事項　久坐、久站、長途開車、花大量時間在交通工具上的人，可在座

椅上做深層的胸椎與胸腔練習。

☑ 小 提 醒　1. 此動作可採站姿或坐姿。

2. 雙手與雙肩的水平位置對稱，保持呼吸順暢。

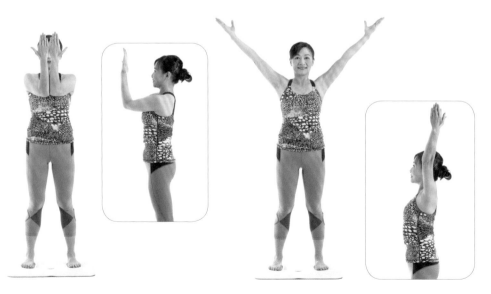

3 手尖對貼，從胸椎往頸椎方向上引，同時帶動胸椎到頸椎多裂肌肌群一一回正。肘關節併攏，將脊椎中線帶到最中央的位置，使身體兩側肌群肌肉張力均衡。

4 雙臂向上伸展，頸椎回正，兩眼平視前方。讓後伸的多裂肌肌群回正到起始位置。

動作 ⑩ 沉脊展胸

☑ 訓練效果　做沉脊展胸時,指尖拉正到頭頂維持身體脊椎中線、指節到手背一步一步對貼等動作,除了訓練脊柱肌肉彈性與穩定度,也強化腕關節、肘關節與肩關節的肌力。

☑ 訓練部位　多裂肌肌群伸展和收縮。

　　　　　△上提肩胛骨的肌肉:斜方肌上部、菱形肌、肩胛提肌等。

　　　　　△下降肩胛骨的肌肉:斜方肌下部、胸小肌和前鋸肌下部。

　　　　　△屈手關節的肌肉:橈側腕屈肌、掌長肌、尺側腕屈肌、指淺屈肌和指深屈肌等。

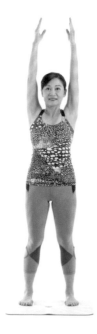
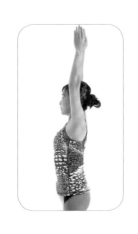
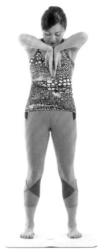
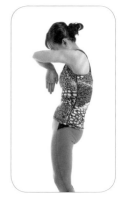

1 雙腳掌與肩同寬站立。
雙手上舉,手臂內側靠近雙耳。

2 雙手一開始從步驟 1 手掌相對轉為手背對貼、腕關節對碰,並由指尖引導向下,指尖順著從眉心、頸椎、胸椎往下引,帶動胸椎多裂肌肌群一段一段伸展,將肩胛關節外推到兩側最緊的力度。

△屈脊柱的肌肉：腹直肌、腹外斜肌、腹內斜肌、髂腰肌和胸鎖
乳突肌等。

△伸脊柱的肌肉：豎脊肌、斜方肌、胸鎖乳突肌和臀大肌等。

☑ 難 易 度　★★★☆☆
☑ 訓練時間　3 分鐘
☑ 使用器材　脊椎運動墊
☑ 注意事項　心血管疾病病、青光眼、暈眩、椎間盤突出者，前傾角度可在
15-20 度內，漸進式增加強度即可。
☑ 小 提 醒　脊椎是主要的中軸線，訓練時保持中央對稱和呼吸順暢。

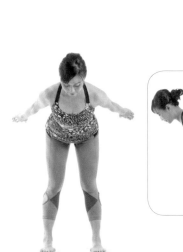
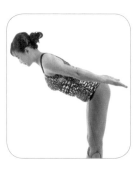
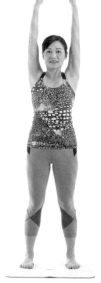
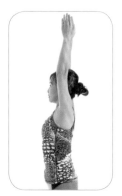

3　身體重心往前，頸椎與下巴維持一個拳
頭空間。
指尖順腋下、身體兩側延伸到尾椎處。
伸直手臂，手掌向上，脊柱前挺，胸椎
多裂肌肌群收縮挺正。

4　手掌順著外側外展，多裂肌肌群收縮，身
體回正。雙手上舉，手臂內側靠近雙耳，
回到起始動作。對稱性訓練脊柱兩側肌群
張力。

腰尾椎多裂肌運動

適用日常體況：長時間寫功課、辦公室久坐、身體前彎辦公、搬運物品、出差交通、長途開車、擠餵母乳、產後、懷孕期、下背痛

改善體況與臟器：腰椎（Umbar，簡稱 L）5 節，腰椎神經 5 對

L1　腰部無力或痠麻脹痛、下腹部疼痛、卵巢炎、子宮炎、排尿困難、陽萎

L2　大腿中段痠麻脹痛、排尿多、便秘、膀胱炎、靜脈曲張

L3　大腿下段無力或痠麻脹痛、腰痛、膝蓋無力痠痛、坐骨神經痛、足部發冷、下腹痛、月經失調、下肢循環不良、子宮炎、卵巢炎

L4　小腿內側至足部無力或痠麻脹痛、坐骨神經痛、腹瀉、頻尿、子宮發炎、前列腺障礙、不孕症等

L5　小腿外側至足底無力或痠麻脹痛、坐骨神經痛、起立動作緩慢、排尿少、小便白濁、關節炎、尿毒症等

薦椎（Sacrum，簡稱 S），薦椎神經 5 對

S　主管排泄系統，如直腸、肛門、攝護腺，若其神經系統受壓迫，可能發生攝護腺炎、大小便失禁、不耐久坐、痔瘡

尾椎（Coccyx，簡稱 Co）1 節，尾椎神經 1 對

Co　主管排泄系統，如直腸、尾椎、肛門，若其神經受壓迫，可能發生肛門炎、尾椎痛、痔瘡、大小便失禁

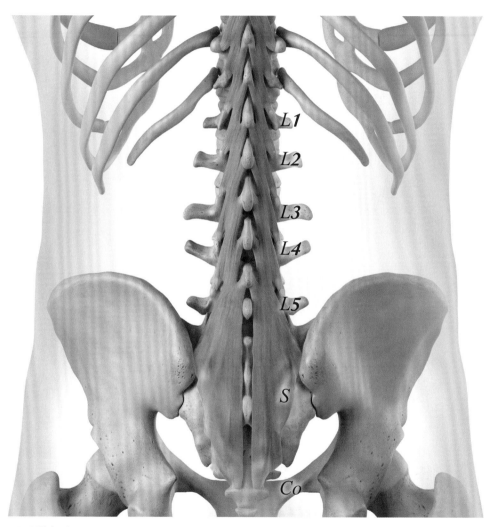

■ 腰尾椎多裂肌圖示

動作 ❶ 稍息推腰

☑ 訓練效果　適合下背痛、久坐、久站、長途交通、懷孕後期者，利用受限空間舒展腰椎疲累、改善尾椎受壓問題。腰椎和尾椎多裂肌肌群收縮時，帶動背部肌群活絡，除了抗地心引力帶動血液循環，腰椎後推和挺直動作也可深層刺激腸胃內臟，達到自我按摩功效。

☑ 訓練部位　多裂肌肌群伸展和收縮。

　　　　　　△上提肩胛骨的肌肉：斜方肌上部、菱形肌、肩胛提肌等。

　　　　　　△下降肩胛骨的肌肉：斜方肌下部、胸小肌和前鋸肌下部。

　　　　　　△屈手關節的肌肉：橈側腕屈肌、掌長肌、尺側腕屈肌、指淺屈
　　　　　　　　　　　　　　　　肌和指深屈肌等。

　　　　　　△屈脊柱的肌肉：腹直肌、腹外斜肌、腹內斜肌、髂腰肌和胸鎖
　　　　　　　　　　　　　　　乳突肌等。

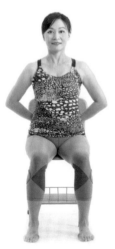 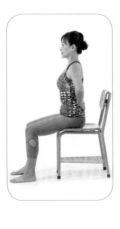 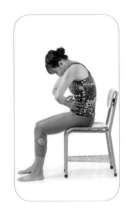 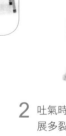

1 背部離開椅背，脊椎挺正。雙腳掌與肩同寬。
雙手在腰椎稍息的位置。吸氣時背脊挺直，眼睛直視前方。

2 吐氣時腰椎後推，胸椎前彎，伸展多裂肌肌群。
雙手從腰椎滑向肚臍。

△伸脊柱的肌肉：豎脊肌、斜方肌、胸鎖乳突肌和臀大肌等。

△屈髖關節的肌肉：髂腰肌、股直肌、縫匠肌、闊筋膜張肌和恥骨肌等。

☑ 難 易 度　★★☆☆☆

☑ 訓練時間　5 分鐘

☑ 使用器材　椅子

☑ 注意事項　腰椎 1 年內有開刀或半年內有外傷，需先請醫事人員評估。

☑ 小 提 醒　1. 此動作可採站姿或坐姿。

2. 尾椎因前傾和後傾的壓力改變，連動骨盆底肌群，初期可藉觀察自己的肚臍點來感覺腰椎多裂肌是否有深層運用，嘗試身體前彎時肚臍將貼身的衣服夾住數秒，即可透過訓練腰椎多裂肌後推伸展和收縮動作，觀察是否有訓練到位。

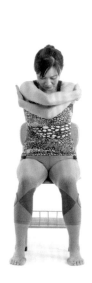
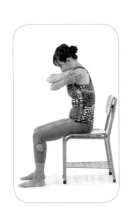
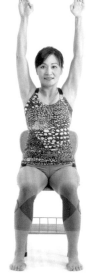
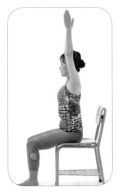

3 吸氣依序將尾椎→腰椎→胸椎多裂肌收縮挺正。
指尖放輕鬆，從肩關節上拉，配合一節一節多裂肌收縮順序，兩手肘交叉於胸椎正前方。

4 肩關節繼續向往天花板方向拉提，手臂內側靠近雙耳，向上垂直延伸，保持脊椎完整直線挺立。

動作 ② 頂髖推腰

☑ 訓練效果　頂髖推腰是非常簡單的初階多裂肌肌群訓練，可利用受限空間舒展腰椎疲累、改善尾椎受壓問題。腰椎和尾椎多裂肌肌群收縮時，帶動背部肌群活絡，除了抗地心引力帶動血液循環，也可從腰椎後推和挺直動作間，深層刺激腸胃內臟，達到自我按摩功效。

☑ 訓練部位　多裂肌肌群伸展和收縮。

　　　　　　△屈手關節的肌肉：橈側腕屈肌、掌長肌、尺側腕屈肌、指淺屈肌和指深屈肌等。

　　　　　　△屈脊柱的肌肉：腹直肌、腹外斜肌、腹內斜肌、髂腰肌和胸鎖乳突肌等。

　　　　　　△伸脊柱的肌肉：豎脊肌、斜方肌、胸鎖乳突肌和臀大肌等。

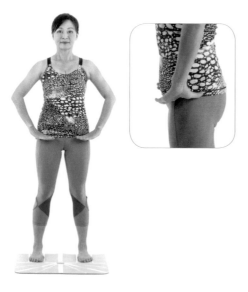
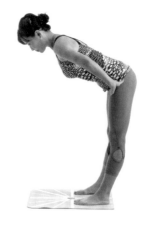
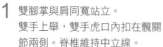

1 雙腳掌與肩同寬站立。
雙手上舉，雙手虎口內扣在髖關節兩側。脊椎維持中立線。

2 雙腿膝蓋打直，重心在腳跟和尾椎後方的點。
身體前彎，腰椎與尾椎多裂肌肌群輕收縮，前傾時保持背部直線。

△屈髖關節的肌肉：髂腰肌、股直肌、縫匠肌、闊筋膜張肌和恥骨肌等。

△屈膝關節的肌肉：腓腸肌、股二頭肌、半腱肌、半腱肌和股薄肌等。

△伸膝關節的肌肉：股四頭肌。

☑ 難易度　★★★★★

☑ 訓練時間　5 分鐘

☑ 使用器材　脊椎運動墊

☑ 注意事項　1. 腰椎 1 年內有開刀或半年內有外傷、椎間盤突出者，需先請醫事人員評估。

2. 有青光眼、暈眩症或是心臟疾病患者，前傾角度不宜太低。

☑ 小提醒　1. 雙手虎口在髖關節頂住時，腰椎不適者可用手臂力量協助支撐。

2. 腰尾椎回捲時速度放慢，前彎時觀察肚臍能否將衣服夾住。

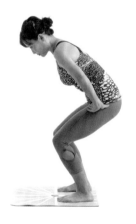

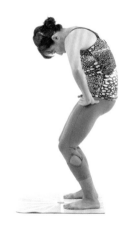

3 膝蓋微蹲，帶動尾椎往後傾。腰椎伸展，帶動腰尾椎和骨盆改變位置，並牽動多裂肌的肌纖維伸展。

4 從尾椎帶動腰椎，讓脊柱從側面看呈現 C 字型，伸展整條多裂肌肌群，讓神經壓迫稍微緩解。

動作 ❸ 曲腰回捲

☑ 訓練效果　適合下背痛、久坐、久站、長途交通、懷孕後期者。利用受限空間舒展腰椎疲累、改善尾椎受壓問題。腰椎和尾椎多裂肌肌群收縮時帶動背部肌群活絡，除了抗地心引力帶動血液循環，腰椎後推和挺直動作也可深層刺激腸胃內臟，達到自我按摩功效。

☑ 訓練部位　多裂肌肌群伸展和收縮。

　　　　　　△屈手關節的肌肉：橈側腕屈肌、掌長肌、尺側腕屈肌、指淺屈肌和指深屈肌等。

　　　　　　△屈脊柱的肌肉：腹直肌、腹外斜肌、腹內斜肌、髂腰肌和胸鎖乳突肌等。

　　　　　　△伸脊柱的肌肉：豎脊肌、斜方肌、胸鎖乳突肌和臀大肌等。

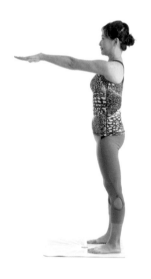

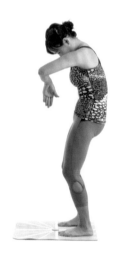

1 雙腳掌與肩同寬站立。
雙手平舉，手掌向下。脊椎維持中立線。

2 身體前彎，屈膝放鬆腰尾椎，使背部側面呈 C 字形。
手背對貼，指尖向下。

　　　　　△屈髖關節的肌肉：髂腰肌、股直肌、縫匠肌、闊筋膜張肌和恥
　　　　　　　骨肌等。

　　　　　△屈膝關節的肌肉：腓腸肌、股二頭肌、半腱肌、半腱肌和股薄
　　　　　　　肌等。

　　　　　△伸膝關節的肌肉：股四頭肌。

☑ 難 易 度　★★★☆☆

☑ 訓練時間　5 分鐘

☑ 使用器材　脊椎運動墊

☑ 注意事項　1. 腰椎 1 年內有開刀或半年內有外傷、椎間盤突出者，需先請醫
　　　　　　　　事人員評估。

　　　　　　2. 有青光眼、暈眩症或是心臟疾病患者，前傾角度不宜太低。

☑ 小 提 醒　曲腰回捲用在坐姿（可參考動作 4 提膝引腰）、站姿都非常緩和。
　　　　　　肌肉彈性訓練是透過肢體和關節的不同角度，帶動肌肉律動。

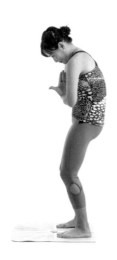
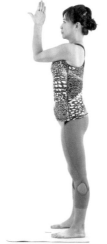
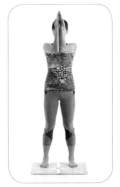

3 膝蓋微蹲，帶動尾椎往後傾，腰椎伸
展，帶動腰尾椎和骨盆的位置改變，
並牽動多裂肌的肌纖維依序伸展。
雙手朝胸口內轉，手背保持對貼，帶
動指尖依序朝下→朝胸口→朝上，最
後指尖停留在朝上位置。

4 從尾椎帶動腰椎，讓脊柱從原本的
C 字形漸漸直立挺正。
指尖向上引導，從指尖到手肘背對
背對貼。脊柱正中，讓神經壓迫稍
微緩解。

動作 ④ 提膝引腰

☑ 訓練效果　適合年長者以及下背痛、久坐、久站、孕產前後的人，利用受限空間舒展腰椎疲累、改善尾椎受壓問題。提膝引腰將足弓的舒壓動作結合腰椎和尾椎多裂肌肌群收縮，帶動背部肌群活絡，連帶舒活末梢血液循環和腰尾椎肌群。

在辦公室久坐常會因為腰椎和尾椎受壓，使血液循環逆流減緩，加上地心引力的阻力，造成下肢水腫或膝關節、踝關節緊脹。此動作一開始將上身的胸椎對中，接著訓練腰椎和尾椎的多裂肌肌群肌力與張力，帶動膝關節和踝關節運動，刺激末梢血液循環，增加脊椎與脊椎間肌肉彈性，減少神經壓迫。

☑ 訓練部位　多裂肌肌群伸展和收縮。

△屈手關節的肌肉：橈側腕屈肌、掌長肌、尺側腕屈肌、指淺屈肌和指深屈肌等。

△屈脊柱的肌肉：腹直肌、腹外斜肌、腹內斜肌、髂腰肌和胸鎖乳突肌等。

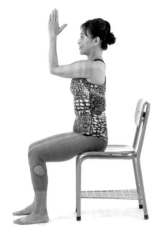
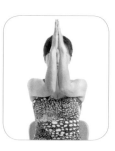
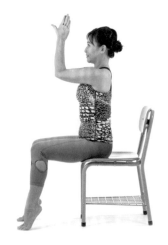

1　背部離開椅背，脊椎挺正。雙腳掌與肩同寬，腳掌踩地。
從雙手掌到手肘對貼，手肘與肩同高，帶正頸胸椎正中位置。

2　吸氣時，腰椎與尾椎保持多裂肌肌群穩定，肘關節下拉，雙手翻轉為手背對貼。腳尖踮起，腳掌離地，帶動膝關節上提。

△伸脊柱的肌肉：豎脊肌、斜方肌、胸鎖乳突肌和臀大肌等。

△屈髖關節的肌肉：髂腰肌、股直肌、縫匠肌、闊筋膜張肌和恥骨肌等。

△屈膝關節的肌肉：腓腸肌、股二頭肌、半腱肌、半腱肌和股薄肌等。

△伸膝關節的肌肉：股四頭肌。

△屈足關節的肌肉：小腿三頭肌、拇長屈肌、趾長屈肌、脛骨後肌、腓骨長、短肌等。

△伸足關節的肌肉：脛骨前肌、拇長伸肌和趾長伸肌等。

☑ 難 易 度　★★☆☆☆

☑ 訓練時間　5 分鐘

☑ 使用器材　椅子

☑ 注意事項　1. 須選擇固定式椅腳的椅子執行動作，切記勿在滑動椅上進行。

2. 座椅高度不可過高或過低，坐定後，膝蓋後側夾角呈現約 90 度角，讓雙腿與髖同寬輕鬆踩地。

3. 此動作訓練腰尾多裂肌肌力，勿靠在椅背執行。

☑ 小 提 醒　下肢易水腫者，可以脫去鞋襪減少束縛。

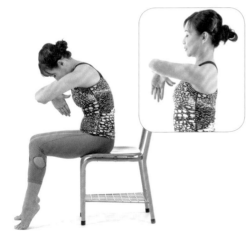
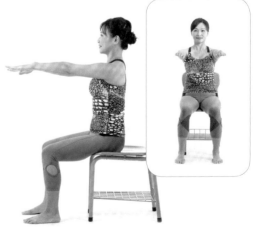

3 吐氣從頸椎→胸椎→尾椎彎曲，伸展多裂肌肌群。維持腳尖跐起，腳掌離地，帶動膝關節上提。身體彎曲時，雙手指尖同步從朝上內轉為朝下，手背保持對貼。

4 吸氣手臂漸漸平展在胸椎正前方。腳掌踩回，膝蓋放鬆。保持脊椎完整直線挺立。

動作❺ 併肘捲脊

☑ 訓練效果　適合年長者以及下背痛、孕產前後、久坐、久站的人，利用受限空間舒展腰椎疲累、改善尾椎受壓問題。

　　　　　　併肘捲脊從脊椎中央線，保持直線規律地拉提多裂肌肌群，適合在各種空間狹小的環境（如機艙、火車座位）進行深層脊椎運動，改善腰椎久坐久站壓迫的肌肉群。另將足弓的舒壓動作結合腰椎和尾椎多裂肌肌群收縮，帶動背部肌群活絡，連帶舒活末梢血液循環和腰尾椎肌群。

☑ 訓練部位　多裂肌肌群伸展和收縮。

　　　　　　△屈手關節的肌肉：橈側腕屈肌、掌長肌、尺側腕屈肌、指淺屈肌和指深屈肌等。

　　　　　　△上提肩胛骨的肌肉：斜方肌上部、菱形肌、肩胛提肌等。

　　　　　　△下降肩胛骨的肌肉：斜方肌下部、胸小肌和前鋸肌下部。

　　　　　　△屈脊柱的肌肉：腹直肌、腹外斜肌、腹內斜肌、髂腰肌和胸鎖乳突肌等。

　　　　　　△伸脊柱的肌肉：豎脊肌、斜方肌、胸鎖乳突肌和臀大肌等。

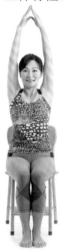

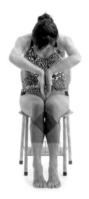

1 背部離開椅背，雙腳併攏踩地，眼睛直視前方。
雙手上舉，指尖輕點於頭頂上方，帶正頸椎和胸椎正中位置。

2 吐氣頸椎前彎，帶動到尾椎多裂肌肌群伸展。手背對貼，指尖向下伸展，腕關節與肘關節下拉。
腳尖踮起，腳掌離地，帶動膝關節上提。

△屈髖關節的肌肉：髂腰肌、股直肌、縫匠肌、闊筋膜張肌和恥骨肌等。

△內收髖關節的肌肉：大收肌、長收肌、短收肌、臀大肌下部、股薄肌和恥骨肌等。

△屈膝關節的肌肉：腓腸肌、股二頭肌、半腱肌、半腱肌和股薄肌等。

△伸膝關節的肌肉：股四頭肌。

△屈足關節的肌肉：小腿三頭肌、拇長屈肌、趾長屈肌、脛骨後肌、腓骨長、短肌等。

△伸足關節的肌肉：脛骨前肌、拇長伸肌和趾長伸肌等。

☑ 難 易 度　★★☆☆☆

☑ 訓練時間　5 分鐘

☑ 使用器材　椅子

☑ 注意事項　1. 須選擇固定式椅腳的椅子執行動作，切記勿在滑動椅上進行。

2. 坐定後，膝蓋後側夾角呈現約 90 度角，讓雙腿閉攏。

3. 從雙腳掌內緣合併、合膝、併肘到貼腕的觸碰點，盡量以脊椎為中央直線對正。

☑ 小 提 醒　1. 下肢易水腫者，可以脫去鞋襪減少束縛。

2. 從正面觀察頭頂、脊椎到腳指尖是垂直一條線。

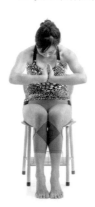 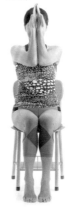

3 吸氣時指尖內轉，引導從尾椎→腰椎→胸椎多裂肌肌彎曲，伸展多裂肌肌群。雙手腕對貼，穩定兩側多裂肌群力量。
維持腳尖踮起，腳掌離地，帶動膝關節上提。

4 吐氣時，從指尖到手肘背對背對貼，更深層強化肌力穩定，並向往天花板方向拉提。手臂上拉，挺立腰椎和尾椎減緩壓迫。
腳掌踩回，膝蓋放鬆。保持脊椎完整直線挺立。

動作 ❻ 開肩引脊

☑ 訓練效果　在辦公室久坐，常因為腰椎和尾椎受壓，讓血液循環逆流減緩，加上地心引力的阻力，造成下肢水腫或膝關節、踝關節緊脹。此動作可利用受限空間舒展腰椎疲累、改善尾椎受壓問題。

動作一開始將上身的胸椎對中，接著藉由腰椎和尾椎的多裂肌肌群肌力與張力訓練，帶動膝關節和踝關節運動、刺激末梢血液循環，增加脊椎與脊椎間肌肉彈性，並減少神經壓迫。透過地心引力牽引伸展腰椎和尾椎，除了促進背部肌群活絡、血液循環，腰椎後推和挺直動作也可深層刺激腸胃內臟，達到自我按摩功效。

☑ 訓練部位　多裂肌肌群伸展和收縮。

△上提肩胛骨的肌肉：斜方肌上部、菱形肌、肩胛提肌等。

△下降肩胛骨的肌肉：斜方肌下部、胸小肌和前鋸肌下部。

△屈手關節的肌肉：橈側腕屈肌、掌長肌、尺側腕屈肌、指淺屈肌和指深屈肌等。

△內收肩關節的肌肉：肩胛下肌、胸大肌、背闊肌、肩胛下肌和大圓肌、岡下肌、小圓肌和喙肱肌。

△展肩關節的肌肉：三角肌和岡上肌。

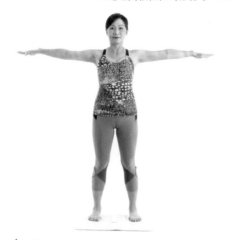 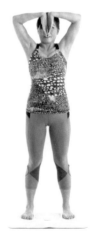

1 雙腳掌與肩同寬站立。
雙手兩側平舉，掌心向上。脊椎維持中立線，肩膀放鬆。

2 手背對貼，指尖順著頭頂→眉心正中央→脊椎線往下延伸，帶動頸椎第一節多裂肌伸展。
膝蓋微彎，放鬆腰椎和尾椎脊肉張力。

△屈脊柱的肌肉：腹直肌、腹外斜肌、腹內斜肌、髂腰肌和胸鎖
　　　　　　　乳突肌等。

△伸脊柱的肌肉：豎脊肌、斜方肌、胸鎖乳突肌和臀大肌等

△屈髖關節的肌肉：髂腰肌、股直肌、縫匠肌、闊筋膜張肌和恥
　　　　　　　　骨肌等。

△屈膝關節的肌肉：腓腸肌、股二頭肌、半腱肌、半腱肌和股薄
　　　　　　　　肌等。

△伸膝關節的肌肉：股四頭肌。

☑ 難 易 度　★★★☆☆

☑ 訓練時間　5 分鐘

☑ 使用器材　脊椎運動墊

☑ 注意事項　1. 腰椎 1 年內有開刀或半年內有外傷、椎間盤突出者，須先請醫
　　　　　　　事人員評估。

　　　　　　2. 有青光眼、暈眩症、或是心臟疾病患者，前傾角度到胸椎即可，
　　　　　　　頭部應高於心臟。

☑ 小 提 醒　1. 此動作是緩和的大前彎，切忌快速。

　　　　　　2. 步驟 3 指尖引導到腰椎和尾椎時，可觀察肚臍附近的衣服是否
　　　　　　　有皺摺，簡單評估自己的多裂肌。

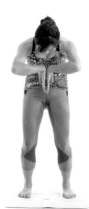
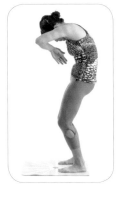
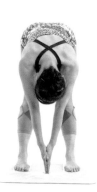
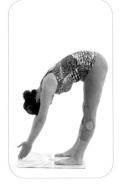

3 指尖沿著胸椎往尾椎方向下拉，帶動多裂肌肌群像扇形伸展開來。背部從側面看呈 C 字形，雙腳穩貼地面。

4 指尖引導身體往脊動墊的 A 線下拉，雙膝打直，從腳跟到頸椎同步伸展身體後側肌肉群，緩解神經壓迫。

動作 ⑦ 雙腕頂膝

☑ 訓練效果　適用於下肢有關節問題或腰椎不適者，透過雙手虎口支撐在大腿
　　　　　　上，減緩腰尾不適症狀，同時能訓練多裂肌肌力。

☑ 訓練部位　多裂肌肌群伸展和收縮。

　　　　　　△上提肩胛骨的肌肉：斜方肌上部、菱形肌、肩胛提肌等。

　　　　　　△下降肩胛骨的肌肉：斜方肌下部、胸小肌和前鋸肌下部。

　　　　　　△屈手關節的肌肉：橈側腕屈肌、掌長肌、尺側腕屈肌、指淺屈
　　　　　　　　　　　　　　　肌和指深屈肌等。

　　　　　　△外展肩關節的肌肉：三角肌和岡上肌。

　　　　　　△內收肩關節的肌肉：肩胛下肌、胸大肌、背闊肌、肩胛下肌和
　　　　　　　　　　　　　　　大圓肌、岡下肌、小圓肌和喙肱肌。

　　　　　　△屈脊柱的肌肉：腹直肌、腹外斜肌、腹內斜肌、髂腰肌和胸鎖
　　　　　　　　　　　　　　乳突肌等。

　　　　　　△伸脊柱的肌肉：豎脊肌、斜方肌、胸鎖乳突肌和臀大肌等

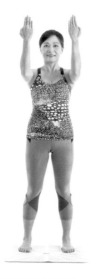
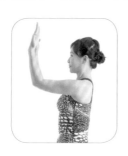
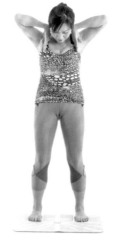
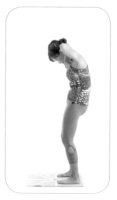

1 雙腳掌與肩同寬站立。
　雙手平行上舉，手指高度在雙耳
　兩側，掌心向後，旋轉前臂肌肉
　群。脊椎維持中立線。

2 從小指頭內扣，對稱性從頸椎前彎，收縮下巴，帶
　動脊椎第一節多裂肌伸展。
　雙膝微蹲，放鬆尾椎和腰椎的肌群，連動拉開脊椎
　深層小肌肉。雙肘與肩同高，肩膀放鬆。

△屈髖關節的肌肉：髂腰肌、股直肌、縫匠肌、闊筋膜張肌和恥骨肌等。

△屈膝關節的肌肉：腓腸肌、股二頭肌、半腱肌、半腱肌和股薄肌等。

△伸膝關節的肌肉：股四頭肌。

☑ 難 易 度　★★★☆☆

☑ 訓練時間　5 分鐘

☑ 使用器材　脊椎運動墊

☑ 注意事項　1. 腰椎 1 年內有開刀或半年內有外傷、椎間盤突出者，須先請醫事人員評估。

2. 有青光眼、暈眩症、或是心臟疾病患者，前傾角度到胸椎即可，頭部應高於心臟。

3. 若腳踝或膝關節有問題，可微微曲髖，尾椎和腰椎律動即可，下蹲與前傾角度不用太多。

4. 若腰椎不適，可改用手臂力量協助支撐訓練。

☑ 小 提 醒　雙手虎口支撐的點在大腿骨，勿壓在膝關節上，避免受力過重。

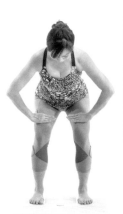
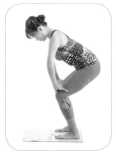
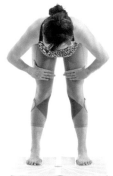
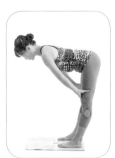

3 雙手虎口內扣在大腿骨面中段，膝蓋微蹲，帶動尾椎往後傾。腰椎內收，從尾椎往上捲轉為腰椎伸展。

4 膝蓋漸漸打直，腿部肌群直立，從髖關節帶動腰尾椎前傾，並挺直腰椎穩定此處多裂肌肌力。此時多裂肌與脊柱肌群可前傾 90 度；若有特殊身體狀況，前傾角度可減為 30 至 45 度。

動作 **8** 後腰拉脊

☑ 訓練效果　適合年長者、低頭族，以及駝背、肩頸痠、下背緊的人，減緩腰
尾椎多裂肌肌群不適症狀，訓練多裂肌肌力，並帶動肩關節和肩
胛大動作伸展，活化僵硬的肌群。

☑ 訓練部位　多裂肌肌群伸展和收縮。
　　　　　　△上提肩胛骨的肌肉：斜方肌上部、菱形肌、肩胛提肌等。
　　　　　　△下降肩胛骨的肌肉：斜方肌下部、胸小肌和前鋸肌下部。
　　　　　　△屈手關節的肌肉：橈側腕屈肌、掌長肌、尺側腕屈肌、指淺屈
　　　　　　　　　　　　　　　肌和指深屈肌等。
　　　　　　△外展肩關節的肌肉：三角肌和岡上肌。
　　　　　　△內收肩關節的肌肉：肩胛下肌、胸大肌、背闊肌、肩胛下肌和
　　　　　　　　　　　　　　　大圓肌、岡下肌、小圓肌和喙肱肌。
　　　　　　△屈脊柱的肌肉：腹直肌、腹外斜肌、腹內斜肌、髂腰肌和胸鎖
　　　　　　　　　　　　　　乳突肌等。

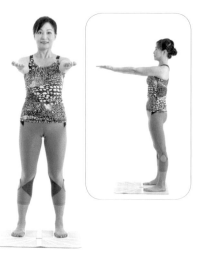

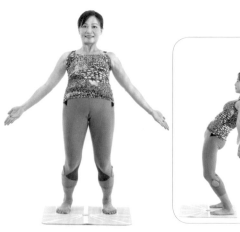

1 雙腳掌與肩同寬站立。
雙手兩側到胸椎正前方，掌心向
上。脊椎維持中立線，肩膀放鬆。

2 腰椎後仰，頸椎下巴內收。雙手
自然下放，微展開。
膝蓋微蹲，放鬆肩膀力量。

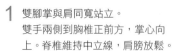

△伸脊柱的肌肉：豎脊肌、斜方肌、胸鎖乳突肌和臀大肌等

△屈髖關節的肌肉：髂腰肌、股直肌、縫匠肌、闊筋膜張肌和恥骨肌等。

☑ 難 易 度　★★★☆☆

☑ 訓練時間　5 分鐘

☑ 使用器材　脊椎運動墊

☑ 注意事項　1. 腰椎 1 年內有開刀或半年內有外傷、椎間盤突出者，須先請醫事人員評估。

　　　　　　2. 有青光眼、暈眩症、或是心臟疾病患者，前傾角度到胸椎即可，頭部應高於心臟。

　　　　　　3. 心血管或呼吸道有問題者，後仰姿勢不宜過大，保持呼吸順暢、不憋氣。

☑ 小 提 醒　肩關節動作盡量不要用力，雙手只是輔助讓身體平衡，訓練主要針對腰尾椎的多裂肌肌群，以緩和的多裂肌肌力前後律動。

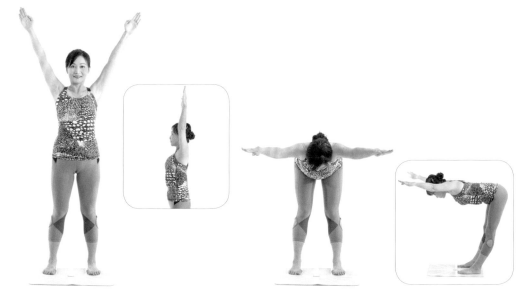

3 雙手往兩側畫大圈，帶動身體前彎拉正。
膝蓋打直，保持脊椎直線垂直於地面。

4 指尖引導帶動身體向前傾，膝蓋打直，使腰椎與尾椎肌群穩定保持在身體正中線。

動作 ⑨ 推尾轉肩

☑ **訓練效果**　適用於年長者以及下背痛、久坐、久站、孕產前後的人；工作須
要長期使用滑鼠、搬運、清潔、寫黑板尤其適合。此動作可利用
受限空間舒展腰椎疲累、改善尾椎受壓問題。

藉由尾椎和腰椎的抗地心引力，帶動肌群向上伸展、訓練多裂肌
肌力，讓肩關節和肩胛旋轉與伸展。其中挺腰直背動作搭配腰椎
和尾椎多裂肌肌群收縮，使雙肩槓桿平行，活絡脊柱肌群，連帶
舒活四肢末梢的血液循環與腰尾椎肌群。

☑ **訓練部位**　多裂肌肌群伸展和收縮。

△上提肩胛骨的肌肉：斜方肌上部、菱形肌、肩胛提肌等。

△下降肩胛骨的肌肉：斜方肌下部、胸小肌和前鋸肌下部。

△屈手關節的肌肉：橈側腕屈肌、掌長肌、尺側腕屈肌、指淺屈
肌和指深屈肌等。

△外展肩關節的肌肉：三角肌和岡上肌。

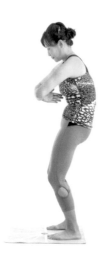
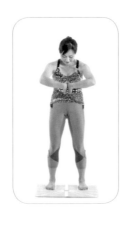
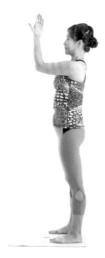
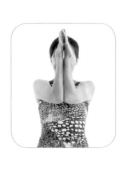

1 雙腳掌與肩同寬站立，身體前彎，
屈膝放鬆腰椎，使背部從側面
看呈 C 字形。
雙手背對貼，指尖置於肚臍前方。
脊椎維持中線，肩膀放鬆。

2 指尖往天花板方向上引，使脊椎
回捲挺直，最終指尖、腕關節、
手肘背對背對貼，讓身體兩側肌
群穩定且對稱地往中央線上引。

△內收肩關節的肌肉：肩胛下肌、胸大肌、背闊肌、肩胛下肌和
　　　　　　　　　大圓肌、岡下肌、小圓肌和喙肱肌。

△屈脊柱的肌肉：腹直肌、腹外斜肌、腹內斜肌、髂腰肌和胸鎖
　　　　　　　乳突肌等。

△伸脊柱的肌肉：豎脊肌、斜方肌、胸鎖乳突肌和臀大肌等

△屈髖關節的肌肉：髂腰肌、股直肌、縫匠肌、闊筋膜張肌和恥
　　　　　　　　骨肌等。

☑ **難 易 度**　★★★☆☆

☑ **訓練時間**　5 分鐘

☑ **使用器材**　脊椎運動墊

☑ **注意事項**　1. 腰椎 1 年內有開刀或半年內有外傷、椎間盤突出者，須先請醫
　　　　　　　事人員評估。

　　　　　　2. 有青光眼、暈眩症、或是心臟疾病患者，前傾角度到胸椎即可，
　　　　　　　頭部應高於心臟，保持呼吸順暢。

☑ **小 提 醒**　此動作肩膀部位有大幅度開展，以輔助身體平衡和脊椎維持中線，
　　　　　　這時注意力仍應放在腰尾椎圓弧和挺立的精細多裂肌肌力動作。

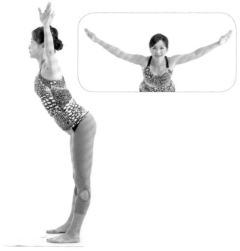
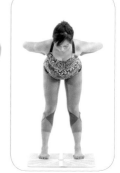
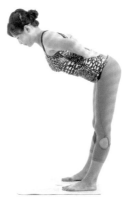
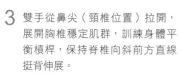

3 雙手從鼻尖（頸椎位置）拉開，
展開胸椎穩定肌群，訓練身體平
衡槓桿，保持脊椎向斜前方直線
挺背伸展。

4 雙手順勢內收到腰椎，膝蓋打直，
伸展腿肌、臀肌到腰肌的肌群。
保持背部肌群前傾打直，穩定拉
挺脊椎線。

動作 ⑩　下背舒脊

☑ 訓練效果　適合久坐工作、開會時間過長、壓力大、業務量多的繁忙上班族。
　　　　　　此動作利用順地心引力和抗地心引力來舒展腰椎疲累、改善尾椎
　　　　　　受壓問題。藉由脊骨間多裂肌肌群大幅度伸展和收縮，帶動脊柱
　　　　　　淺層與中層肌群活絡，同時活化循環背肌的微血管。

☑ 訓練部位　多裂肌肌群伸展和收縮。
　　　　　　△上提肩胛骨的肌肉：斜方肌上部、菱形肌、肩胛提肌等。
　　　　　　△下降肩胛骨的肌肉：斜方肌下部、胸小肌和前鋸肌下部。
　　　　　　△屈手關節的肌肉：橈側腕屈肌、掌長肌、尺側腕屈肌、指淺屈
　　　　　　　　　　　　　　　肌和指深屈肌等。
　　　　　　△外展肩關節的肌肉：三角肌和岡上肌。
　　　　　　△內收肩關節的肌肉：肩胛下肌、胸大肌、背闊肌、肩胛下肌和
　　　　　　　　　　　　　　　大圓肌、岡下肌、小圓肌和喙肱肌。

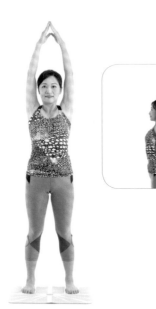
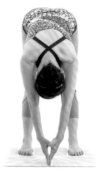

1　雙腳掌與肩同寬站立。
　雙手上舉，指尖輕點於頭頂上方。
　脊椎維持中立線，肩膀放鬆。

2　以尾椎為中心朝地面的脊動墊前
　彎，伸展腰椎多裂肌肌群，膝蓋
　打直。

△屈脊柱的肌肉：腹直肌、腹外斜肌、腹內斜肌、髂腰肌和胸鎖乳突肌等。

△伸脊柱的肌肉：豎脊肌、斜方肌、胸鎖乳突肌和臀大肌等

△屈髖關節的肌肉：髂腰肌、股直肌、縫匠肌、闊筋膜張肌和恥骨肌等。

△屈膝關節的肌肉：腓腸肌、股二頭肌、半腱肌、半腱肌和股薄肌等。

△伸膝關節的肌肉：股四頭肌。

☑ 難 易 度　★★★☆☆

☑ 訓練時間　5 分鐘

☑ 使用器材　脊椎運動墊

☑ 注意事項　1. 腰椎 1 年內有開刀或半年內有外傷、椎間盤突出者，須先請醫事人員評估。

2. 有青光眼、暈眩症、或是心臟疾病患者，前傾角度到胸椎即可，頭部應高於心臟，保持呼吸順暢。

☑ 小 提 醒　步驟 4 雙手展開槓桿平衡時，應搭配腰椎和尾椎多裂肌肌群收縮，穩定整個背腰肌力，才能訓練肌纖維彈性。

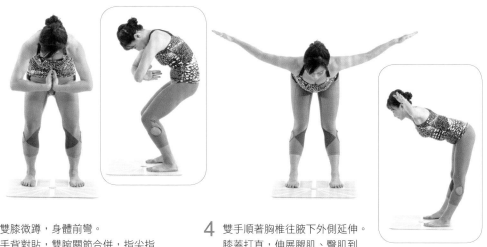

3 雙膝微蹲，身體前彎。
手背對貼，雙腕關節合併，指尖指向肚臍前方，並依序從肚臍、胸椎向上，帶動多裂肌與脊柱肌群回捲，讓身體保持脊椎正中。

4 雙手順著胸椎往腋下外側延伸。
膝蓋打直，伸展腿肌、臀肌到腰肌的肌群。保持背部肌群前傾打直，穩定拉挺脊椎線。

動作 ❶ 後平展翅

☑ 訓練效果　適合肥胖者、孕產婦、年長者，以及上半身負擔重、下肢關節無
　　　　　　法負重的人。此動作能運動到空間狹小的深層脊椎，改善腰椎因
　　　　　　為久坐、久站受壓迫的肌肉群。
　　　　　　在坐椅上讓脊柱保持平衡，雙手像一根槓桿般展開平行於地板，
　　　　　　是人體的最佳平衡器，對於胸椎和心肺也是一種輕度肌力運動。

☑ 訓練部位　多裂肌肌群伸展和收縮。
　　　　　　△屈手關節的肌肉：橈側腕屈肌、掌長肌、尺側腕屈肌、指淺屈
　　　　　　　　　　　　　　　肌和指深屈肌等。
　　　　　　△外展肩關節的肌肉：三角肌和岡上肌。
　　　　　　△內收肩關節的肌肉：肩胛下肌、胸大肌、背闊肌、肩胛下肌和
　　　　　　　　　　　　　　　大圓肌、岡下肌、小圓肌和喙肱肌。

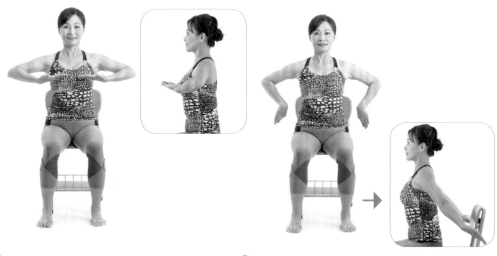

1 背部離開椅背，脊椎挺正。雙腳
　掌與肩同寬。
　雙手在腋下身體側線位置（也就
　是一般衣服沿著腋下的車縫線）。
　吸氣背脊挺直，眼睛直視前方。

2 吐氣脊椎挺正，穩定多裂肌群。
　雙手從腰椎向後平行拉開。

△屈髖關節的肌肉：髂腰肌、股直肌、縫匠肌、闊筋膜張肌和恥
　　骨肌等。

△屈膝關節的肌肉：腓腸肌、股二頭肌、半腱肌、半腱肌和股薄
　　肌等。

☑ 難　易　度　★★★★★

☑ 訓練時間　3 分鐘

☑ 使用器材　椅子、輔助物（脊椎挺立帶或骨盆穩定墊）

☑ 注意事項　下肢易水腫者可脫去鞋襪減少束縛。

☑ 小　提　醒　1. 若年長者、術後 1.5 年或懷孕後期可使用挺立帶或骨盆穩定墊，
　　　　　　　　輔助腰椎肌力訓練。

　　　　　　　2. 雙肩後拉時維持脊椎中央線的穩定，保持直線、規律地拉提多
　　　　　　　　裂肌肌群。

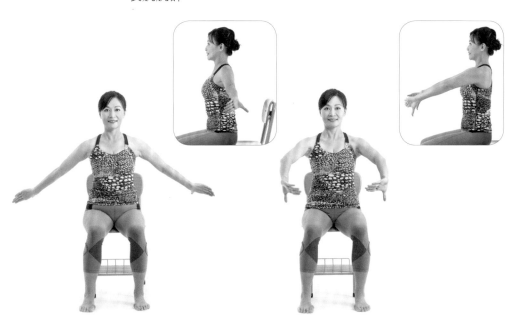

3　吸氣脊椎挺正，穩定多裂肌肌群。
　　雙手從腰椎水平向上舉拉。

4　吐氣脊椎挺正。
　　手掌外翻，指尖向前帶回，同時
　　雙肩由後往前畫圓回正。

動作 ❷ 後仰弧線

☑ 訓練效果　適合肥胖者、孕產婦、年長者，以及上半身負擔重、下肢關節無法負重的人。此動作能運動到空間狹小的深層脊椎，改善腰椎因為久坐、久站受壓迫的肌肉群。

在坐椅上讓脊柱保持平衡狀態，雙手像一根槓桿般展開平行於地板，是人體最佳平衡器。對胸椎和心肺也是一種輕度肌力運動。

☑ 訓練部位　多裂肌肌群伸展和收縮。

△屈手關節的肌肉：橈側腕屈肌、掌長肌、尺側腕屈肌、指淺屈肌和指深屈肌等。

△上提肩胛骨的肌肉：斜方肌上部、菱形肌、肩胛提肌等。

△下降肩胛骨的肌肉：斜方肌下部、胸小肌和前鋸肌下部。

△外展肩關節的肌肉：三角肌和岡上肌。

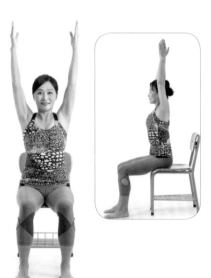
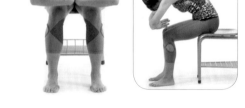
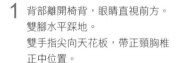
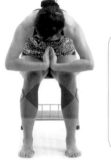

1 背部離開椅背，眼睛直視前方。
雙腳水平踩地。
雙手指尖向天花板，帶正頸胸椎正中位置。

2 吐氣頸椎前彎，帶動到尾椎多裂肌肌群伸展。
雙手指尖順著從眉心→頸椎→胸椎→腰椎向下牽引，帶動手背對貼到腕關節；同時腕關節與肘關節下拉，往地板延伸。

△內收肩關節的肌肉：肩胛下肌、胸大肌、背闊肌、肩胛下肌和大圓肌、岡下肌、小圓肌和喙肱肌。

△屈髖關節的肌肉：髂腰肌、股直肌、縫匠肌、闊筋膜張肌和恥骨肌等。

△屈膝關節的肌肉：腓腸肌、股二頭肌、半腱肌、半腱肌和股薄肌等。

☑ 難 易 度　★★☆☆☆

☑ 訓練時間　3 分鐘

☑ 使用器材　椅子

☑ 注意事項　1. 腰椎 1 年內有開刀或半年內有外傷、椎間盤突出者，須先請醫事人員評估。

　　　　　　2. 有青光眼、暈眩症、或是心臟疾病患者，前傾角度到胸椎即可，頭部應高於心臟。

☑ 小 提 醒　雙肩後拉時維持脊椎中央線的穩定，保持直線、規律地拉提多裂肌肌群。

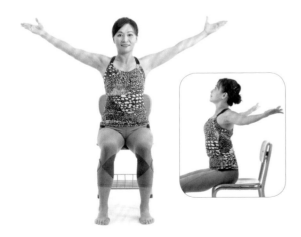
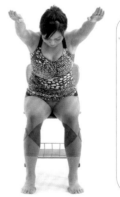
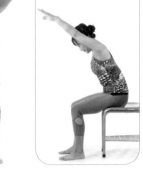

3 吸氣指尖引導從尾椎→腰椎→胸椎多裂肌拉正。
雙手平行外展，穩定兩側多裂肌群力量。

4 吐氣雙臂上拉前傾，穩定脊柱肌耐力，最後回到脊柱直線挺立的初始位置。

動作 ❸ 脊椎捲體

☑ **訓練效果**　適合肥胖者、孕產婦、年長者，以及上半身負擔重、下肢關節無法負重的人。此動作能運動到空間狹小的深層脊椎，改善腰椎因為久坐、久站受壓迫的肌肉群。

　　在坐椅上讓脊柱保持平衡狀態，雙手像一根槓桿般展開平行於地板，是人體最佳平衡器。對胸椎和心肺也是一種輕度肌力運動。

☑ **訓練部位**　多裂肌肌群伸展和收縮。

　　△屈手關節的肌肉：橈側腕屈肌、掌長肌、尺側腕屈肌、指淺屈肌和指深屈肌等。

　　△上提肩胛骨的肌肉：斜方肌上部、菱形肌、肩胛提肌等。

　　△下降肩胛骨的肌肉：斜方肌下部、胸小肌和前鋸肌下部。

　　△外展肩關節的肌肉：三角肌和岡上肌。

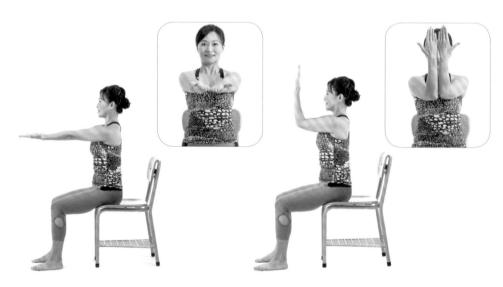

1 背部離開椅背，眼睛直視前方。吸氣雙手水平往前與肩同高，手掌朝上。

2 吐氣時手肘內側對貼，更深層強化肌力穩定，並往天花板方向拉提。手臂上拉，同時挺立腰椎和尾椎以減緩壓迫。

△內收肩關節的肌肉：肩胛下肌、胸大肌、背闊肌、肩胛下肌和大圓肌、岡下肌、小圓肌和喙肱肌。

△屈髖關節的肌肉：髂腰肌、股直肌、縫匠肌、闊筋膜張肌和恥骨肌等。

△屈膝關節的肌肉：腓腸肌、股二頭肌、半腱肌、半腱肌和股薄肌等。

☑ 難 易 度　★★★★★

☑ 訓練時間　3 分鐘

☑ 使用器材　椅子、輔助物（脊椎挺立帶或骨盆穩定墊）

☑ 注意事項　1. 腰椎 1 年內有開刀或半年內有外傷、椎間盤突出者，須先請醫事人員評估。

　　　　　　2. 有青光眼、暈眩症、或是心臟疾病患者，前傾角度到胸椎即可，頭部應高於心臟。

☑ 小 提 醒　雙肩後拉時維持脊椎中央線的穩定，保持直線、規律地拉提多裂肌肌群。

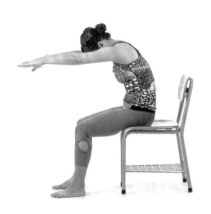

3 吸氣時，指尖引導尾椎→腰椎→雙手水平往前與肩同高，手掌朝下。保持直線、規律地拉提多裂肌肌群，肩頸肌肉放鬆。

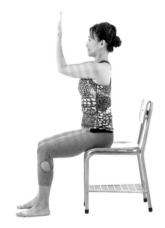

4 同步驟 2。

動作 ❹ 圓肩開脊（坐式）

☑ 訓練效果　適合須長時間單側施力，例如寫字、畫圖、使用滑鼠、接電話、擠餵母乳、長途開車的人。圓肩開脊是頸椎與胸椎標準中央的基本動作，坐式則可減緩下肢負擔，並深化腰椎多裂肌肌群肌耐力。藉由末梢指尖對中，讓整個胸椎多裂肌群對稱性拉正脊柱、呼吸道保持正中，舒緩肩頸痠痛，同時更深層導引胸廓擴張和收縮。此動作可訓練肺活量、心肺肌群拉提的肌肉張力和微循環。

☑ 訓練部位　胸椎多裂肌肌群伸展和收縮。

　　　　　　△上提肩胛骨的肌肉：斜方肌上部、菱形肌、肩胛提肌等。

　　　　　　△下降肩胛骨的肌肉：斜方肌下部、胸小肌和前鋸肌下部。

　　　　　　△外展肩關節的肌肉：三角肌和岡上肌。

　　　　　　△內收肩關節的肌肉：肩胛下肌、胸大肌、背闊肌、肩胛下肌和大圓肌、岡下肌、小圓肌和喙肱肌。

　　　　　　△屈手關節的肌肉：橈側腕屈肌、掌長肌、尺側腕屈肌、指淺屈肌和指深屈肌等。

　　　　　　△屈脊柱的肌肉：腹直肌、腹外斜肌、腹內斜肌、髂腰肌和胸鎖乳突肌等。

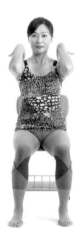 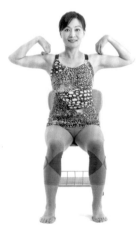

1 吸氣背部離開椅背，脊椎挺正。雙肘關節向前，肩膀放鬆。眼睛直視前方，保持脊椎中立。

2 吐氣時肩關節上提，手肘往兩側畫圈展開與肩同高。肩胛內夾，保持身體挺正。指尖輕點雙肩。

△伸脊柱的肌肉：豎脊肌、斜方肌、胸鎖乳突肌和臀大肌等。

△屈髖關節的肌肉：髂腰肌、股直肌、縫匠肌、闊筋膜張肌和恥
　　　　　　　　　骨肌等。

△屈膝關節的肌肉：腓腸肌、股二頭肌、半腱肌、半腱肌和股薄
　　　　　　　　　肌等。

☑ 難 易 度　★★★★☆

☑ 訓練時間　3 分鐘

☑ 使用器材　椅子、輔助物（脊椎挺立帶或骨盆穩定墊）

☑ 注意事項　1. 選擇固定式椅腳的椅子，坐定後膝蓋後側夾角呈約 90 度，讓
　　　　　　　　雙腿與髖部同寬輕鬆踩地。

　　　　　　　2. 動作時如果腕或肘關節不適，可自我觀察肌肉緊度，切勿用力
　　　　　　　　憋氣，反而造成頸椎與胸椎後背肌群過度緊張。

　　　　　　　3. 肘關節輕碰是最難的部分，練習時盡量先維持兩肘同高、對稱
　　　　　　　　性的寬度即可。

☑ 小 提 醒　1. 雙肘相碰的時候保持呼吸順暢，順著脊椎中線拉提肌肉群，觀
　　　　　　　　察雙肘相碰的距離。

　　　　　　　2. 要訓練兩側多裂肌肌群和背肌，基本練習在於肘關節緊貼時，
　　　　　　　　讓身體處於對正的中間線。

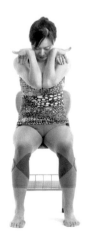

3　吸氣時肘關節往胸骨正前方內收，胸椎順勢彎曲伸展後背肌群，雙手肘輕碰，保持身體兩側肌群對稱穩定。

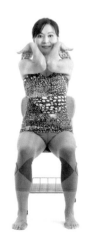

4　吐氣時肘關節保持輕碰，繼續上引，脊椎回正，眼睛直視前方，雙手再慢慢回到起始位置。

動作❺ 雙腕推胸（坐式）

☑ 訓練效果　一般人肌肉肩關節不適原因有三點，一是肌腱老化，二是結構問題，三是肌腱血流功供應不足。當日常姿勢過度重複或維持過久，適當的胸椎多裂肌肌群運動，可以使用到不同角度的肌肉、增加血液循環。

雙腕推胸主要訓練身體兩側肌群的對稱性，雙手從耳朵、腋下到胸椎正前方的每個小動作，透過意念和指尖引導，一段一段地訓練多裂肌肌群的緊度與張力。坐式則可減緩下肢負擔，並且更深化腰椎多裂肌群肌耐力。

☑ 訓練部位　多裂肌肌群伸展和收縮。

△上提肩胛骨的肌肉：斜方肌上部、菱形肌、肩胛提肌等。

△下降肩胛骨的肌肉：斜方肌下部、胸小肌和前鋸肌下部。

△屈手關節的肌肉：橈側腕屈肌、掌長肌、尺側腕屈肌、指淺屈肌和指深屈肌等。

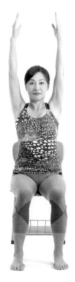

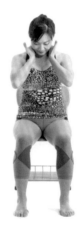

1 吸氣背部離開椅背，脊椎挺正。雙手上舉，手臂內側靠近雙耳。脊椎維持中立線。

2 手腕置於耳邊兩側，吐氣從小指頭往大拇指依序一根根內收，訓練末梢神經與指關節精細小動作。

△屈脊柱的肌肉：腹直肌、腹外斜肌、腹內斜肌、髂腰肌和胸鎖乳突肌等。

△伸脊柱的肌肉：豎脊肌、斜方肌、胸鎖乳突肌和臀大肌等。

△屈髖關節的肌肉：髂腰肌、股直肌、縫匠肌、闊筋膜張肌和恥骨肌等。

△屈膝關節的肌肉：腓腸肌、股二頭肌、半腱肌、半腱肌和股薄肌等。

☑ 難 易 度　★★☆☆☆

☑ 訓練時間　3 分鐘

☑ 使用器材　椅子、輔助物（脊椎挺立帶或骨盆穩定墊）

☑ 注意事項　胸椎與雙腕的動作密切，練習時肩頸避免過度用力，造成肌肉緊張僵硬。手腕肌力盡量放鬆，引導頸椎、胸椎每一節多裂肌肌群依序律動，帶動肩關節旋轉，並調勻呼吸，提升肺循環功能。

☑ 小 提 醒　1. 此動作可採站姿或坐姿。

2. 保持呼吸順暢，順著脊椎中線拉提肌肉群

3. 雙手平行時保持呼吸順暢，順著胸椎中線往前，觀察雙手指尖高低位置。

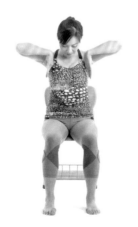

3 吸氣時，手腕關節向下停在腋下位置，肘間平展與肩同高，同時牽動頸椎與胸椎深層多裂肌後伸。雙膝平行，放鬆脊柱壓力。

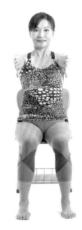

4 吐氣時，指尖從腋下旋轉向前伸直手臂，手掌朝外。
頸椎回正，兩眼直視前方。讓後伸的多裂肌肌群回正到起始位置。

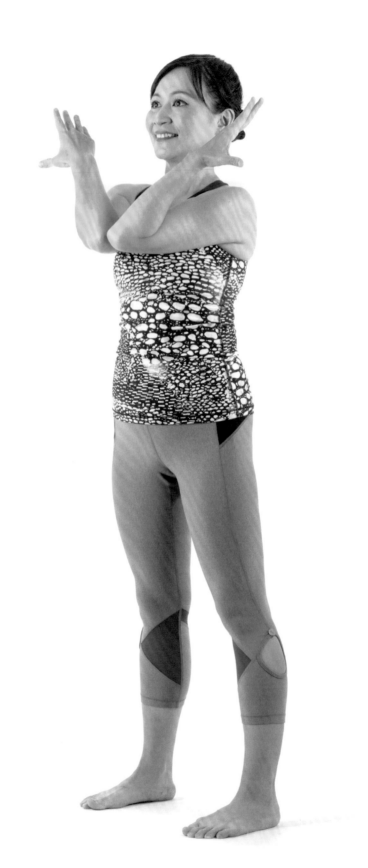

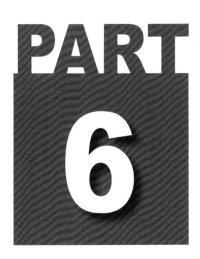

PART 6

多裂肌運動前後的注意事項

做任何運動前都應該先釐清正確觀念，再將觀念落實在動作上，才能確保安全有效地達到運動目的、避免傷害，和緩的多裂肌運動也不例外。無論是一般人在運動後出現肩關節痠累、頭暈情形，或是本身有心血管疾病等疾病病史，只要先了解不適症狀和背後原因，就能輕鬆找到解決方案，享受多裂肌運動帶給身體的益處。

PART ❻

運動前後注意事項 Q&A

　　從生理解剖學到醫學治療、調理按摩以及保健商品，可見健康產業各領域都相當重視脊椎相關健康議題；其中自主性運動更不可或缺，各門各派都有談及肌力和肌耐力的提升。多裂肌運動的目標族群廣及職業傷害預防、兒童儀態體能、孕產生理變化保健、銀髮失智防跌，而多裂肌肌群的肌力和肌耐力運動研發，正是為了解決這些族群面臨的居家、職場、出差等各方面日常問題。

　　然而，部分特殊體況者不一定能做到完整動作，或者運動後可能出現不適情形，影響持續做多裂肌運動的動機。以下歸納出常見的特殊族群和體況問題，如果你也對類似情況感到疑惑，看完這些解答，就能讓自己安全、安心地投入多裂肌運動。

Q：運動前後常出現的問題／特殊疾病

A：解決方案

心血管疾病（心臟病、高血壓）

Q：秋冬是心血管疾病好發期，這類體況的血管容易硬度增加或有粥狀斑塊沈積，一但血管內壁突然裂開，嚴重可能立刻形成血栓，阻塞血管。根據臨床資料顯示，約有 10% 的冠狀動脈心臟病患者，左側胸口心臟才痛一次就「走了」；而 65% 的男性及 47% 的女性，心血管疾病的第一個表現就是急性心肌梗塞。那麼，心血管疾病患者還能做多裂肌運動嗎？

A：多裂肌運動中身體前傾的力學角度是有規範的。初期練習多裂肌運動時，頭頸高度應在心臟之上，身體前傾角度約 30 度。從身體前傾角度做安全規範，進而引導頸椎從低垂到上抬漸進式活動，讓血液循環穩定，避免憋氣，保持腰椎肌力穩定和胸椎伸展挺直，呼吸感覺有點喘、又不會很喘，維持完整的攜氧血液循環非常重要。

脊椎問題（脊椎嚴重側彎、手術 1.5 年後）

Q：一開始接觸多裂肌運動的人，多半會懷疑脊椎側彎、僵直性脊椎炎、椎間盤突出、足底筋膜炎等體況能不能練習？其實學習多裂肌運動的許多學員外觀就能明顯看出骨骼排列變形、背部脊柱肌群張力不對稱，嚴重者因為腰椎多裂肌肌群肌力不足，無法對抗地心引力，常見有駝背、身體前傾的情況。

A：剛開始接觸多裂肌運動時，有上述問題的人很難做到標準的脊椎中線位置動作。針對脊椎側彎者，日常生活的負重以及脊椎屈曲、側彎、旋轉、伸直、前彎碰地等動作都可能會加劇狀況。從身體力學角度來看，無論是腰椎多裂肌肌群收縮動作讓脊椎往後伸展，或是對抗地心引力來鍛鍊肌力和穩定度，都應該循序漸進地進行。

肥胖或體重過重

Q：所有的肥胖者都有姿勢不良、重量壓迫的問題，可能導致下半身浮腫肥胖，以及腰部、骨盤僵硬，嚴重甚至有脊椎周圍神經和韌帶問題。

A：肥胖者需要運用多組肌肉群來進行脊椎運動，初學者應先認知多裂肌運動不是為了減重，而是要透過訓練多裂肌，伸展與鍛鍊肌力，打開脊骨與脊骨間擠壓造成的神經壓迫。

初學者可從地板動作的多裂肌運動入門，有助先減少身體上半部的負荷，對於肥胖同時有下肢關節狀況者，是最為適合的學習模式。第二階段透過上半身的胸椎與腰椎多裂肌運動消除大肚腩，長期訓練可強化腰椎多裂肌肌群力量，遠離神經壓迫問題，更幫助脊椎支撐身體。之後再進一步學習更高強度的有氧運動，燃燒脂肪、雕塑好身材。

下肢關節問題
（髖關節或膝關節術後 1 年、膝關節疼痛）

Q：下肢關節問題可分為運動少肌力不足，或下肢動作過度造成骨頭磨損，下肢退化性關節問題隨著時間、年齡的增長而逐漸加重，常見於中、老年族群。多裂肌運動的銀髮學員中，最常見的狀況是無法下蹲，或蹲下去站不起來。

A：一個人若跌倒卻無法自己站起來，反而是讓自己處在更危險的情況，無法自救該如何求救呢？許多人會認為多裂肌運動不應該教下蹲動作，因為蹲下去站不起來很危險，其實這樣的觀念需要修正。運動是漸進式的，並非一朝可成，要訓練下肢肌群，就必須與腰椎、尾椎的肌群聯動相關。如果運用身體力學搭配多裂肌肌群靈活度，試著從接納這類動作到喜歡站蹲，就會發現下蹲動作其實很簡單。

失眠（有服用安眠保健品或安眠藥物）

Q：現代人工作壓力大，除了壓力和情緒問題，也可能因姿勢不良引起脊椎錯位、駝背等頸椎異常問題成為失眠原因之一。「一夜好眠」對失眠者是個奢侈的願望，飽受失眠之苦的人如果無法有效改善睡眠環境，通常使用安眠保健品或藥物。然而，曾有一名正在服用安眠藥物的多裂肌運動學員，因藥效影響上課進度，運動過程出現動作遲緩、精神不易聚焦，或是打瞌睡情形。

A：先以多裂肌運動地板動作為主，強化頸椎和胸椎的呼吸引導，保持肌肉的微循環，增加血液攜氧能力。即便動作輕緩，最自然的律動也能成為帶動體內自癒修復的一種方式。

眼睛症狀（眼壓高、青光眼、眼部手術後）

Q：睡眠不好或過度使用電腦引起眼壓過高、被確診為青光眼，或是接受眼部手術後，須依照醫事單位叮囑，術後兩星期內避免彎腰、低頭、舉重、咳嗽、跌倒、用力排便、揉擦眼睛、俯頭洗頭等，以防眼壓增加導致傷口裂開。術後 1 至 3 個月內，避免重力工作及用力提重物、劇烈運動、劇烈咳嗽、跌倒。

A：眼睛是靈魂之窗，卻是運動時最容易被忽略的部位。多裂肌運動在設計動作時，因應不同體況、疾病預後（註），都設有安全客製化規範。簡單來說，眼疾者訓練重點可著重在胸椎以下，減少頸椎以上的運動壓力。

胸椎以下訓練可穩定身體平衡、保持脊椎正中、訓練脊柱和下肢肌力。

維持良好體態，更能增加循環代謝以加速眼睛深部自癒速度。

註：預後（Prognosis、Outcomes）是一個醫學名詞，指根據病人當前狀況來推估未來經治療後可能的結果，包括痊癒、複發、惡化、致殘、併發症和死亡等。

頭暈

Q：脊骨間大幅度伸展是多裂肌運動的特性，其中頸椎的抬頭動作往往會讓頸部肌肉過度收縮，血管流速受到擠壓，減少帶氧血輸送到腦部，產生暈眩。

A：頸椎抬起動作應依序從第 7 節帶到第 1 節，並運用頸椎、胸椎部位做心肺氣體交換深呼吸，提供更多的「氧」讓肌肉使用；再回正頭部，穩定鼻腔和氣管血液流速。這樣不僅對腦部與循環系統好，也充分將血液中的氧氣帶到腦部，讓頸部肌肉群不會過度緊張。

肩關節痠累

Q：初學多裂肌運動常會出現雙手上舉無力或痠痛感，初學者總會誤以為是胸椎運動後的神經不適。

A：雙手肌肉痠痛無力主因太少做上舉或後拉動作，除了搬運重物、搭公車拉手把，多數人平均每周不超過 10 次上舉或後拉。學習多裂肌運動初期，有許多動作需要雙臂上舉，抗地心引力平展並保持身體正中線，此時胸椎為了穩定肩胛骨，大量使用重要的旋轉肌群，例如棘上肌、棘下肌、肩胛下肌、小圓肌，它們負責肩部旋轉、上舉、外展等動作，平常少用的肌肉群短時間內增加使用次數，自然會出現肩關節痠累感。

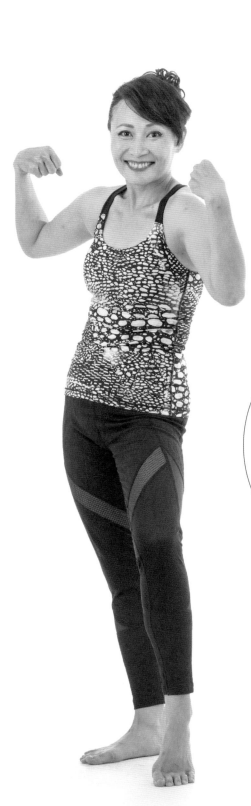

運動身體比你想得簡單，尤其當你知道運動是唯一經科學證明的保持青春秘訣，還不用花大把金錢時，你更應該起身開始運動。

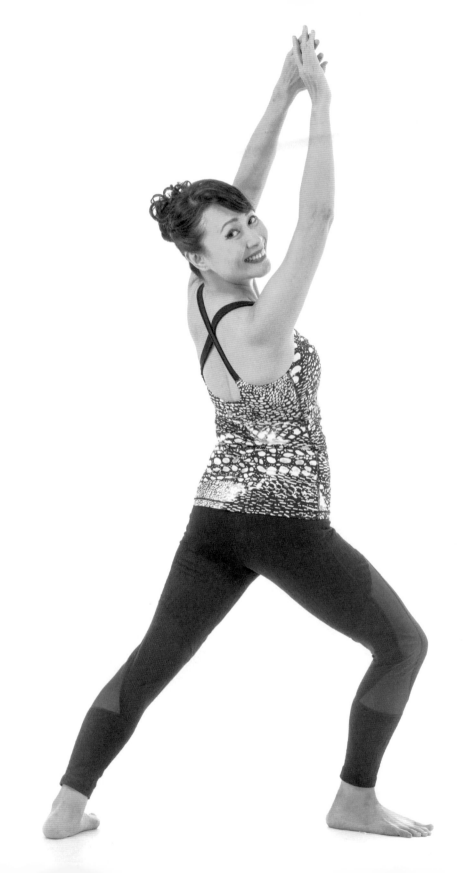

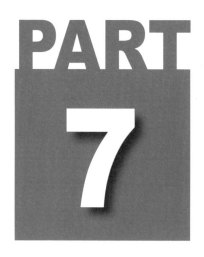

PART 7

運動指導籤

多裂肌運動是能針對各種族群的痠痛困擾，客製化設計其專屬安全動作的教學。從日常落實脊椎體況管理、促進健康的科學方式，我們稱之為「指導籤」，與醫事人員開立有療效的「處方籤」是不同領域。本章特別針對4大族群12種常見問題提出最適合的訓練招式，讓讀者學完36招之後，能立刻清楚自己最該加強練習哪幾招！

1-1		低頭電腦族
1-2	職業傷害預防	久坐循環差
1-3		久站下腰痠
2-1		跌倒摔傷
2-2	銀髮健康	肩頸活動差
2-3		末梢循環差
3-1		上背痠
3-2	孕產健脊	下背痛
3-3		哺乳症候群
4-1		低頭寫功課
4-2	兒少體儀	背書包駝背
4-3		輕度脊柱側彎

職業傷害預防　低頭電腦族

低頭電腦族通常有「頸椎」、「手部」兩種主要問題。頸部肌群長時間前傾和手部肌肉長時間維持不動的不良姿勢，造成肌群僵硬，使肩膀周遭肌肉活動範圍越來越萎縮、頸部痠痛、骨骼壓迫神經產生刺麻。這族群最適合立即能活動到頸椎的手部動作，活化微血管循環。

iSEM 脊動指導籤 1-1

| **A** 式 | 基本式 1／合掌轉腕 | 步驟 1-4 為 1 組，連續每次 5 組 | 詳見 P128 |

1
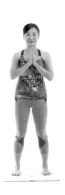

»

2
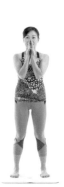

3
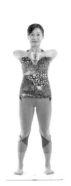

»

4
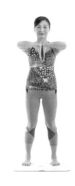

| **B** 式 | 基本式 2／提肘上舉 | 步驟 1-4 為 1 組，連續每次 5 組 | 詳見 P130 |

| 1 | 2 | 3 | 4 |

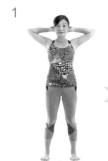 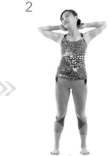 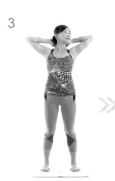 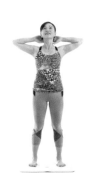

| **C** 式 | 頸椎 3／枕頸環旋 | 步驟 1-4 為 1 組，連續每次 5 組 | 詳見 P144 |

| 1 | 2 | 3 | 4 |

| 組合 | A 式 1 組→ B 式 1 組→ C 式 1 組為 1 套 | 連續 5 套 |

職業傷害預防　久坐循環差

依各國長年追蹤研究證實現代人體況變化，「慢性病低齡化」、「青壯年猝死事件頻傳」、「肥胖人口增加」，原因都指向現代人的生活惡習「久坐少動」。長時間久坐對脊椎骨骼和肌肉系統產生壓迫，引起腰痠背痛、降低循環代謝、消化遲緩、心肺功能差等狀況。特別是女性朋友，因久坐而忽略鈣質攝取及運動習慣，長期累積容易造成骨質疏鬆症。

iSEM 脊動指導籤
1-2

| **A** 式 | 基本式 5 ／ 併肘窩胸 | 步驟 1-4 為 1 組，連續每次 5 組 | 詳見 P136 |

1

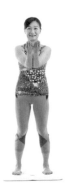

2

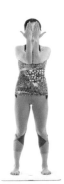

3

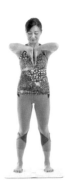

4

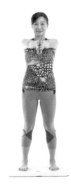

| **B** 式 | 腰尾椎 3 ／曲腰回捲 | 步驟 1-4 為 1 組，連續每次 3 組 | 詳見
P180 |

1　　　　　2　　　　　3　　　　　4

| **C** 式 | 腰尾椎 10 ／下背舒脊 | 步驟 1-4 為 1 組，連續每次 3 組 | 詳見
P194 |

1　　　　　2　　　　　3　　　　　4

| 組合 | A 式 1 組→ B 式 1 組→ C 式 1 組為 1 套 | 連續 3 套 |

職業傷害預防　久站下腰痠

iSEM
脊動指導籤
1-3

人體任何姿勢都要依靠脊椎穩定性，當久站時，脊柱肌力會靠四面八方不同力量用力來穩住身體，時間久了，肌肉韌性和肌力都會疲乏；加上地心引力將身體重量下拉，重量往下壓迫骨骼，所有問題正好匯集給人體中央的龍骨承受，痠麻、疼痛、末梢靜脈回流欠佳…各種問題接踵而至。久站族適合原地運動鬆開每節脊骨，同時訓練下肢。

A式	胸椎 10 ／沉脊展胸	步驟 1-4 為 1 組，連續每次 3 組	詳見 P172

1
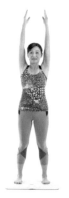

2
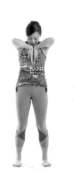

3
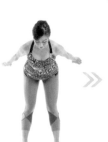

4
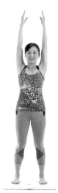

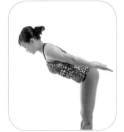

| B 式 | 腰尾椎 2 ／頂髖推腰 | 步驟 1-4 為 1 組，連續每次 3 組 | 詳見 P178 |

1 　　　2 　　　3 　　　4

| C 式 | 腰尾椎 8 ／後腰拉脊 | 步驟 1-4 為 1 組，連續每次 3 組 | 詳見 P190 |

1 　　　2 　　　3 　　　4

| 組合 | A 式 1 組→ B 式 1 組→ C 式 1 組為 1 套 | 連續 3 套 |

銀髮健康　跌倒摔傷

跌倒是台灣老年人因事故傷害導致死亡的第二大原因，65 歲以上老年人中，每 6 人就有 1 人曾發生跌倒摔傷。部分長者因為曾有跌倒的慘痛經驗，自己或家人害怕再次跌倒而過度保護、限制活動，反而間接導致活動能力與肌肉耐力下降。要預防長者因跌倒而失能、失常，下肢訓練非常重要，長者可從坐式運動開始做脊椎與下肢運動，訓練身體平衡中線脊柱肌群的靈活度和肌肉彈性，強化肌力，避免跌倒事件不斷發生。

若因脊柱肌群或下肢肌力不足，初期無法穩定脊椎和骨盆正確位置，可使用脊椎挺立帶或脊椎骨盆墊來輔助多裂肌坐姿運動。

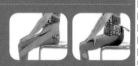

iSEM
脊動指導籤
2-1

A 式	腰尾椎 4 ／提膝引腰	步驟 1-4 為 1 組，連續每次 3 組 每組間調息 10 秒	詳見 P182

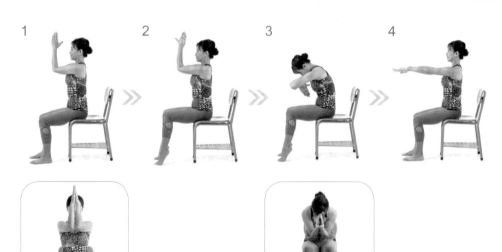

| **B** 式 | 腰尾椎 5 ／併肘捲脊 | 步驟 1-4 為 1 組，連續每次 3 組
每組間調息 10 秒 | 詳見
P184 |

1　2　3　4

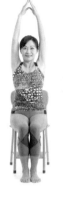 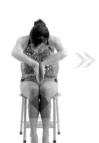 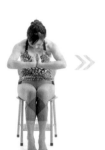 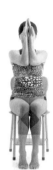

| **C** 式 | 坐姿初階 3 ／脊椎捲體 | 步驟 1-4 為 1 組，連續每次 3 組
每組間調息 10 秒 | 詳見
P200 |

1　2　3　4

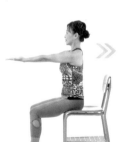 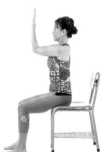

 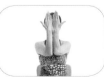

| 組合 | A 式 1 組→ B 式 1 組→ C 式 1 組為 1 套 | 連續 5 套
每套間呼吸調息 10 秒 |

銀髮健康　肩頸活動差

長者的肩頸活動範圍差是由時間累積而來，例如很少做上舉、後拉、外展動作，平常肩關節的活動範位幾乎都在胸前，高度位於胸椎與腰椎之間；這樣的習慣使脊柱後側肌群帶動肩頸關節肌群的肌力彈性不佳，常見長者在冷天更換長袖或圓領衣服時氣喘吁吁，甚至換到一半衣物剛好卡在呼吸道外，險象環生。除了上述換衣窘境，長者對 3C 產品的仰賴日趨嚴重，肩頸肌肉疲乏和關節靈活度也會受影響。

iSEM
脊動指導籤

2-2

| **A** 式 | 基本式 3 ／開脊合掌 | 步驟 1-4 為 1 組，連續每次 5 組 | 詳見 P132 |

1

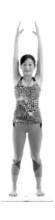

2

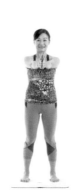

3

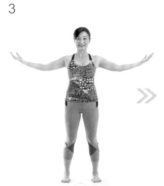

4

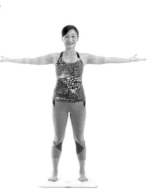

| B 式 | 基本式 4／平腕下轉 | 步驟 1-4 為 1 組，連續每次 5 組 | 詳見
P134 |

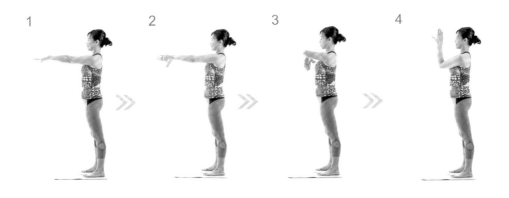

| C 式 | 頸椎 5／雙腕引頸 | 步驟 1-4 為 1 組，連續每次 5 組 | 詳見
P148 |

1　　　　2　　　　3　　　　4

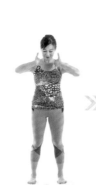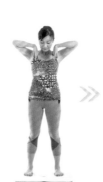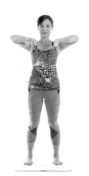

| 組合 | A 式 1 組 → B 式 1 組 → C 式 1 組為 1 套 | 連續 5 套 |

銀髮健康　末梢循環差

iSEM
脊動指導籤

2 - 3

老年人常感覺手無力、腳麻無力或是四肢冰冷，嚴重時連知覺都沒有。發生這些狀況時，除了求助醫療單位的專業分析，平時如何預防機能退化也是一門必修課題。循環代謝與肌力養成有關，加上脊柱中央有重要的神經源頭通過，貫穿全身至末梢的神經系統，老人家應隨時隨地透過簡單的循環動作練習，養成訓練末梢循環和神經靈敏度的好習慣。

A 式	頸椎 6 ／引頸疏活	步驟 1-4 為 1 組，連續每次 3 組 每組間調息 10 秒	詳見 P150

1

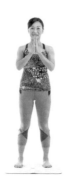

2

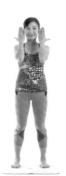

3

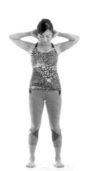

4

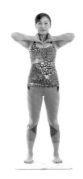

| B 式 | 胸椎 8 ／雙腕推胸 | 步驟 1-4 為 1 組，連續每次 3 組
每組間調息 10 秒 | 詳見
P168 |

| C 式 | 腰尾椎 7 ／雙腕頂膝 | 步驟 1-4 為 1 組，連續每次 3 組
每組間調息 10 秒 | 詳見
P188 |

| 組合 | A 式 1 組→ B 式 1 組→ C 式 1 組為 1 套 | 連續 5 套
每套間呼吸調息 10 秒 |

孕產健脊　上背痠

無論是家庭主婦或是職場準媽媽，如果幾小時維持固定姿勢，一改變姿勢後背頸就會痛得受不了，連帶腰部、臀部、骨盆和恥骨也跟著疼痛。若加上久站或久走，全身重心都必須平衡胎兒的重量，胸椎肌力很快就會負擔疲乏，痠痛頻率不斷增加，嚴重更可能突然無力痿軟、呼吸不順。背痛時該如何即時調整姿勢、趨緩痠痛？脊椎運動可作為改善良方。

iSEM 脊動指導籤

3 - 1

| A 式 | 頸椎 4／環頸拉提 | 步驟 1-4 為 1 組，連續每次 3 組
每組間調息 10 秒 | 詳見
P146 |

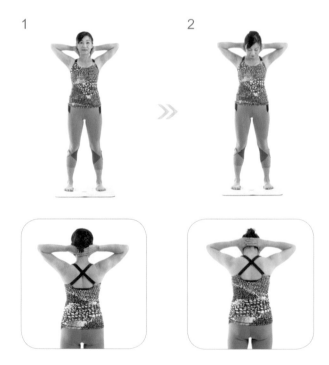

| B 式 | 胸椎 1／引脊平手 | 步驟 1-4 為 1 組，連續每次 3 組
每組間調息 10 秒 | 詳見
P153 |

1　　　　2　　　　3　　　　4

| C 式 | 胸椎 3／開肘窩胸 | 步驟 1-4 為 1 組，連續每次 3 組
每組間調息 10 秒 | 詳見
P158 |

1　　　　2　　　　3　　　　4

| 組合 | A 式 1 組→ B 式 1 組→ C 式 1 組為 1 套 | 連續 5 套
每套間呼吸調息 10 秒 |

孕產健脊　下背痛

孕產前後出現許多生理變化與內分泌調節問題，主要源於體重增加與下腹部突出。胎兒與羊水重量增加，同時加重關節負荷；膨大的子宮使重心改變，不但拉扯腹部肌肉，也因脊柱平衡肌力缺乏訓練，使腹腰肌肉無力、骨盆腔前傾與腰椎的屈度增加，壓迫神經產生痠痛。另外，孕產前後賀爾蒙變化使韌帶鬆弛，增加拉傷風險，軟組織水腫壓迫組織與神經，都是孕婦下背痛的可能原因。臨床統計，半數以上的孕婦都有肌肉骨骼疼痛問題，最常見就是下背痛，其中高達三分之一孕婦因為嚴重下背痛而影響日常活動。練習脊柱肌力可減緩下背痛的不適感。

若因脊柱肌群或下肢肌力不足，初期無法穩定脊椎和骨盆正確位置，可使用脊椎挺立帶或脊椎骨盆墊來輔助多裂肌坐姿運動。

iSEM 脊動指導籤

3-2

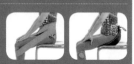

| **A** 式 | 坐姿初階 1／後平展翅 | 步驟 1-4 為 1 組，連續每次 3 組
每組間調息 10 秒 | 詳見
P196 |

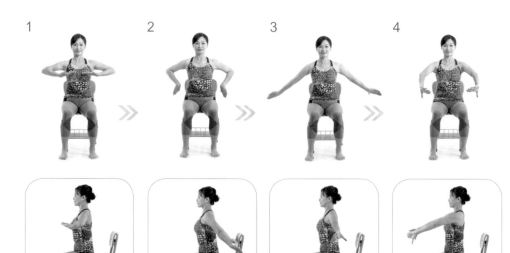

1　2　3　4

B式	坐姿初階 4 ／圓肩開脊	步驟 1-4 為 1 組，連續每次 3 組 每組間調息 10 秒	詳見 P202

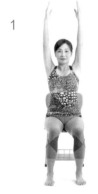

C式	坐姿初階 5 ／雙腕推胸	步驟 1-4 為 1 組，連續每次 3 組 每組間調息 10 秒	詳見 P204

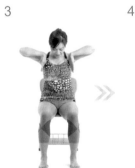
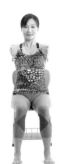

組合	A 式 1 組→ B 式 1 組→ C 式 1 組為 1 套	連續 5 套 每套間呼吸調息 10 秒

孕產健脊　哺乳症候群

產後媽媽的注意力幾乎放在孩子身上，尤其在抱小孩和餵母奶時，因為擔心姿勢改變會影響嬰兒進食量與舒適度，錯誤姿勢可能維持半小時到 1 小時，長期的哺乳需求，加上低頭看、側身躺、駝背彎、肩關硬、脊柱前傾等問題，間接引發肌肉勞損，甚至腰椎移位、腰頸痠痛。臨床常見產後媽媽有姿勢問題，從腰痛、肩痛到下肢無力等症狀齊發，就醫檢查才發現椎間盤突出，脊椎問題已成為現代媽咪的文明病。脊椎神經分別由脊椎骨與脊椎骨之間的椎間孔延伸而出，負責傳導運動與感覺等訊號；從日常開始訓練這些脊骨小肌力，可減緩痠痛不適感。

**iSEM
脊動指導籤
3 - 3**

| **A** 式 | 胸椎 5／引脊拉背 | 步驟 1-4 為 1 組，連續每次 3 組 每組間調息 10 秒 | 詳見 P162 |

1 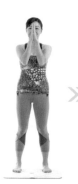 ≫ 2 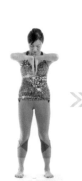 ≫ 3 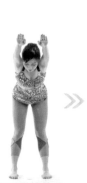 ≫ 4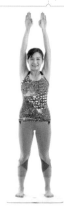

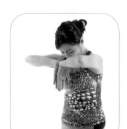 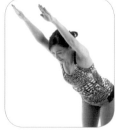

| **B** 式 | 胸椎 6 ／畫圓展胸 | 步驟 1-4 為 1 組，連續每次 3 組
每組間調息 10 秒 | 詳見
P164 |

| **C** 式 | 胸椎 7 ／畫圓挺脊 | 步驟 1-4 為 1 組，連續每次 3 組
每組間調息 10 秒 | 詳見
P166 |

| 組合 | A 式 1 組→B 式 1 組→C 式 1 組為 1 套 | 連續 5 套
每套間呼吸調息 10 秒 |

兒少體儀　低頭寫功課

寫功課雖不是日常動作，但從兒童 5 歲起，已在他們的生活中慢慢展開。現在的兒童除了低著頭寫字，還有手機、平板、筆電佔據許多日常時間，頸椎前傾、低下，肩膀有如千斤般重地一直拉著腦袋，甚至肌肉張力不對稱，越寫頭越低或歪到一側，最後乾脆趴在桌上斜著眼睛寫功課。因此，從孩子拿筆塗鴉開始，就應教導他們對脊椎運動的觀念。

許多兒童低頭寫字時習慣揉眼睛，又一邊抱怨肩膀痠，這些都是姿勢造成神經壓迫和肌肉疲勞的警訊。若教導孩子每半小時做一次簡單的脊椎運動，可舒緩脊椎壓力。

iSEM 脊動指導籤

4-1

A式	基本 5／併肘窩胸	步驟 1-4 為 1 組，連續每次 5 組	詳見 P136

1

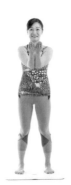

2

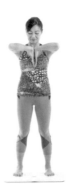

3

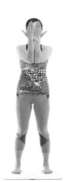

4

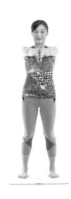

| **B** 式 | 頸椎 2／合掌拉頸 | 步驟 1-4 為 1 組，連續每次 5 組 | 詳見
P142 |

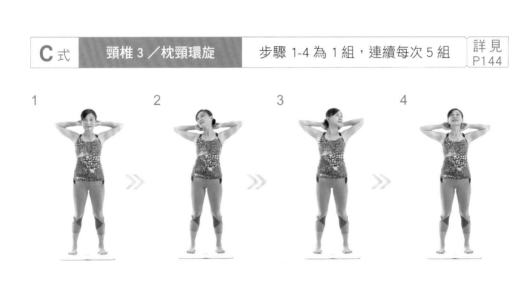

| **C** 式 | 頸椎 3／枕頸環旋 | 步驟 1-4 為 1 組，連續每次 5 組 | 詳見
P144 |

| 組合 | A 式 1 組→B 式 1 組→C 式 1 組為 1 套 | 連續 5 套 |

兒少體儀　背書包駝背

從孩子會走路開始，家長就讓他們背著可愛的小包包裝自己的小東西；進入幼稚園後，書包一背就是一輩子。背書包動作對姿勢造成很大的影響，不論單肩或是正後方背書包，對胸椎和肩膀的肌力都有不對稱的張力，進而影響高低肩及脊椎側彎問題。小朋友背書包過久會出現腰痛、肩膀痠痛等症狀，若長期未加注意，更可能造成駝背、骨盆前傾等儀態問題。

背書包的方式、內容物的擺放位置、背包高度、背帶長短會影響肩膀、脊椎及肌肉負荷。如果能透過日常運動訓練孩子背書包的脊椎肌力和肌肉彈性，就能讓他們從小保持良好儀態。

iSEM 脊動指導籤

4 - 2

| **A** 式 | 胸椎 2／窩胸併肘 | 步驟 1-4 為 1 組，連續每次 5 組 | 詳見 P156 |

1 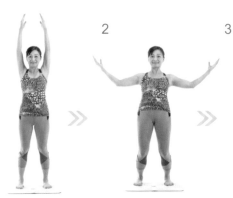 2 3 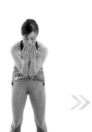 4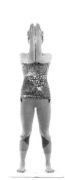

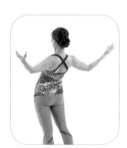 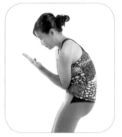

B 式	胸椎 4／圓肩開脊	步驟 1-4 為 1 組，連續每次 5 組	詳見 P160

1 2 3 4

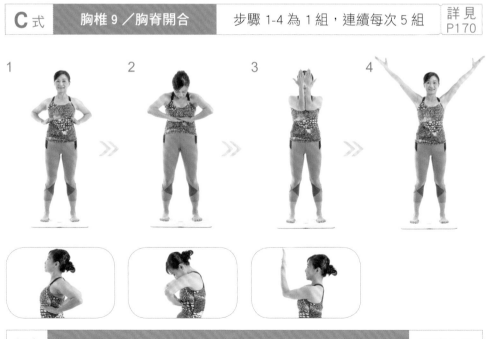

C 式	胸椎 9／胸脊開合	步驟 1-4 為 1 組，連續每次 5 組	詳見 P170

1 2 3 4

組合	A 式 1 組→ B 式 1 組→ C 式 1 組為 1 套	連續 5 套

兒少體儀　輕度脊柱側彎

父母親總是很關心孩子的脊椎問題與儀態，有些在幫孩子洗澡時意外發現脊椎骨骼彎曲；有些是走在孩子身後發現肩膀高低問題；有些則透過學校健康檢查。無論用任何方式，若從孩子正後方觀察，背部兩邊肌肉一高一低、脊椎中線不正或歪斜，長期下來將導致關節不適。但如果經醫師確診為輕度脊椎側彎，不見得會影響日常生活品質。

透過脊柱正中與肌力對稱練習的運動，可從生活中培養自我檢視關節對稱性，也能強化脊柱肌力、穩定脊椎骨骼系統，家長無需過度擔心。

iSEM 脊動指導籤
4 - 3

| **A**式 | 腰尾椎 6 ／開肩引脊 | 步驟 1-4 為 1 組，連續每次 5 組 | 詳見 P186 |

1
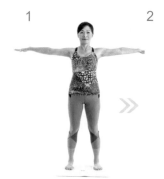

2
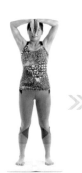

3
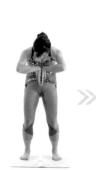

4
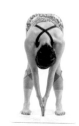

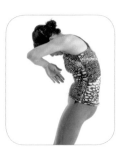

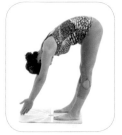

| B 式 | 腰尾椎 8 ╱後腰拉脊 | 步驟 1-4 為 1 組，連續每次 5 組 | 詳見 P190 |

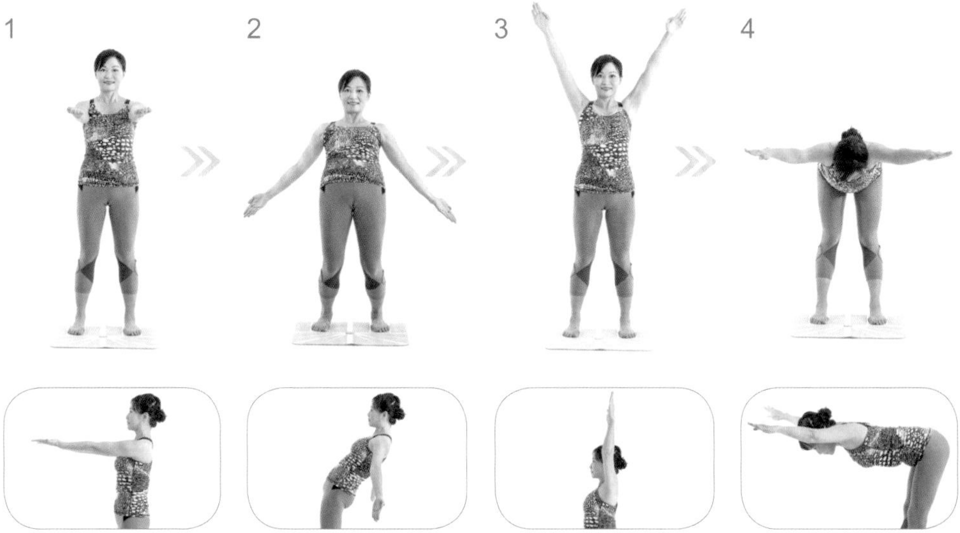

1　　　2　　　3　　　4

| C 式 | 腰尾椎 9 ╱推尾轉肩 | 步驟 1-4 為 1 組，連續每次 5 組 | 詳見 P192 |

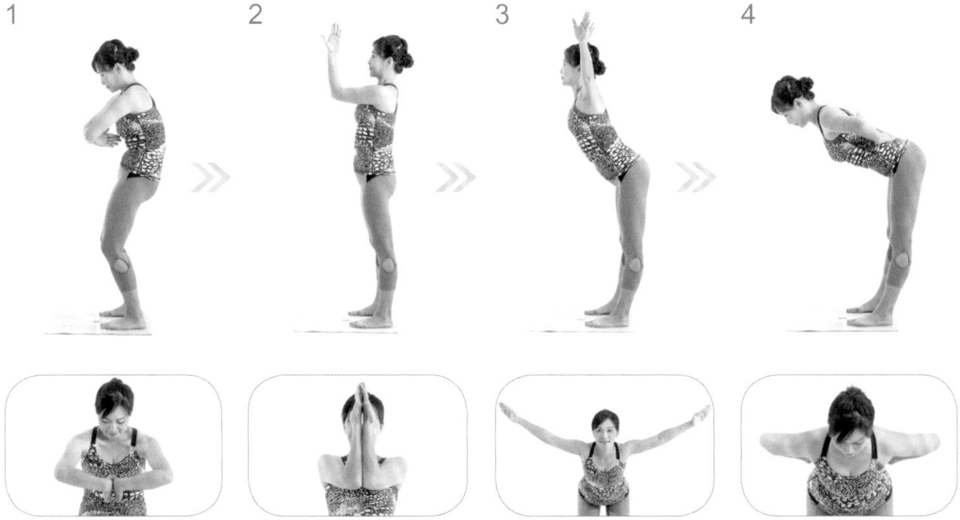

1　　　2　　　3　　　4

| 組合 | A 式 1 組→B 式 1 組→C 式 1 組為 1 套 | 連續 5 套 |

國家圖書館出版品預行編目 (CIP) 資料

多裂肌脊椎保健運動：36 招遠離深沉而不斷復發的痠痛
／楊琦琳著.-- 初版.-- 臺北市：墨刻出版：家庭傳媒城
邦分公司發行, 2018.09
面： 公分
ISBN 978-986-289-419-4(平裝)
1. 脊椎病 2. 保健常識 3. 運動健康
　　　416.616　　　　　　　107014759

運動星球　叢書

多裂肌脊椎保健運動
36招遠離深沉而不斷復發的痠痛

作　　者　楊琦琳

責任編輯　林宜慧

封面設計　袁宜如

插畫設計　葉芷伶

發 行 人　何飛鵬

總 經 理　李淑霞

社　　長　饒素芬

出版公司　墨刻出版股份有限公司

地　　址　台北市民生東路 2 段 141 號 9 樓

電　　話　886-2-25007008

傳　　真　886-2-25007796

E M A I L　service@sportsplanetmag.com

網　　址　www.sportsplanetmag.com

發行公司　英屬蓋曼群島商家庭傳媒股份有限公司城邦分公司

　　　　　城邦讀書花園：www.cite.com.tw

　　　　　劃撥：19863813　戶名：書蟲股份有限公司

　　　　　香港發行所：城邦（香港）出版集團有限公司

　　　　　地址：香港灣仔軒尼詩道 235 號 3 樓

　　　　　電話：852-2508-6231　傳真：852-2578-9337

經 銷 商　聯合發行股份有限公司（電話：886-2-29178022）、金世盟實業股份有限公司

製　　版　漾格科技股份有限公司

印　　刷　漾格科技股份有限公司

城邦書號　LSP001

定價：380 元

2018 年 9 月初版

ISBN 978-986-289-419-4